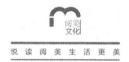

阅美
文化

悦 读 阅 美 生 活 更 美

女 性 生 活 时 尚 阅 读 品 牌

宁静 丰富 独立 光彩照人 慢养育

我减掉了五十斤！

心理咨询师亲身实践的心理减肥法

徐徐——著

漓江出版社

桂林

让灵魂丰满，让身体轻盈
一本重塑自我的成长之书

如果减肥不仅仅是为了减轻体重，而是为了促进你去反省，督促你去看到不愿看到的真相，解决你不敢面对的问题，那曾经的肥胖实在就是上帝想借助减肥这件事来让你成长的幸事。

减肥不简单，它不是和脂肪的战斗，而是和内心的恐惧正面开战，我试过了，虽然不容易，但是胜利的果实格外甘甜。

和人生中的很多事一样，我们错就错在把"一辈子"的事当成了"一阵子"的事。减肥如此，经营婚姻如此，看书学习也如此。

短期内快速减肥是一个诱惑，也是一个陷阱。

节食减肥常常出现问题的原因不是方向错了，而是速度过快。

很多有体重问题的女性都存在一个导致她们发胖的心理因素：分不清自己的责任和别人的责任。

自我接纳之后的轻松对身体和心灵都有疗愈作用，它让我们充满自信，也知道自己能力的边界，不苛求别人，也不苛求自己。对于包括减肥目标在内的任何目标，都可以表现得既有坚定的信心，又不急于求成，有一种气定神闲等待开花结果的沉静气度。

目录
CONTENTS

推荐序

观照内心，生起力量，用智慧去改变 _001

自序

疗愈、成长，打破肥胖"魔咒" _004

第一篇　减肥前传

你如果总是吃进去超过你需要的食物，那这个食物就不是你的胃需要，而是你的心需要。而我们的心是不需要食物的，它需要爱，需要包容，需要接纳，你多吃进去的每一口食物可能都是在填补你无法被满足的爱的需要……也许，比减肥更迫切的是找到自己内心的缺口。

我胖，竟然是因为缺爱？ _010

中国式母女的爱恨情仇 _018

习得性肥胖：我为什么要像妈妈？ _031

第二篇　瘦身之旅

体重管理是夺回人生自主权的一个标志。当我放任自己狂吃乱吃时，看似百无禁忌、随心所欲，其实并没有获得真正的自由，而是欲望的奴隶、坏习惯的奴隶。那种状况下，岂止体重和身材失控了，我的整个人生其实也处于缺乏管理的失控状态，只不过，良好的工作业绩麻痹了我对人生真相的追寻。

减肥，从自我接纳开始 _044

战胜"黄昏焦虑"，减肥事半功倍 _057

从减肥到体重管理 _069

断食，轻食，轻断食 _080

　　附：轻断食日食谱参考 _094

平衡责任感，远离中年发福 _096

减掉五十斤的五个心理秘诀 _108

第三篇 顿悟时刻

我认识到，内心一丝一毫的委屈和不甘都会成为"复辟叛军"的"卧底"，对于体重管理这样的"百年大计"，只有"接受"这个态度远远不够。支持我越减越轻松的是认知的又一次升级，从"接受"变"享受"。

情绪管理和内在小孩 _120

自己的事，别人的事，上帝的事 _131

自控力的秘密 _143

忍受，接受，享受 _154

打破轮回，做治疗的一代 _167

感恩改善睡眠 _180

第四篇 成长故事

故事里的主人公，他们的年龄有大有小，他们的性格各异，他们来自不同的家庭，他们的人生并无交集，但他们都遇到了一个共同的问题——肥胖。为了减肥，他们踏上了探究内心的疗愈之旅。减肥，让他们学会正视自我、成就自我，享受生命的美好。而减肥，只是新的开始……

瑞秋的故事：把伤痛和脂肪一起卸下 _194

大刚的故事：原谅父亲，远离水果罐头 _206

彤彤的故事：减肥，助她考过英语六级 _217

要总的故事：成功不需要大肚子 _228

雅丽的故事：瘦下来，重新活一回 _240

马克的故事：不做妈宝，为自己负责 _252

后记 _265

推荐序

观照内心，生起力量，用智慧去改变

《女友》杂志社原副总编　易虹

不知不觉，老徐从一个"大胖子"变成了一个小瘦子。

不知不觉，她用了 40 天的时间，把她减肥中所经历的，以及她独创的"徐徐心理减肥法"写成了一本书。

作为老徐 33 年的"金刚"闺蜜，有幸在她完成书稿后不久，便一口气拜读完毕。真的很佩服。我由衷地随喜赞叹！

这是一本真诚而美好的书。

之所以说它真诚美好，是因为我从书里看到了老徐内心的全面敞开以及和盘托出；看到了老徐勇敢诚实地面对自己，并乐于分享她心灵深处的脆弱和恐惧；看到了老徐把自己当作"心理减肥法"的第一个实践者，以"减肥"作为个人成长的一个特殊方式，所做的不断反省和改变。

当然，这也是一本可读性很强的书。

"减掉 50 斤，不反弹。"谈何容易？可老徐用她独创的方法做到了。

在这本书里，老徐坦率而清晰地分享了自己从 150 斤到现在的 99 斤的整个过程。字里行间，充满了"改变窍诀"：有身体的改变，有心理的改变，有思维的改变，也有方法的改变。

我发现，这本书，其实不仅仅是一本非常实用的减肥书，它还是一本相当温暖和激励人心的女性内心成长之书。

我发现，一切围绕着"心"来做事情——要想好好爱自己，先要观照自己的心；要想改变身体，先要改变自己的心。

老徐是个极为聪慧的女子，年轻时就敏感早熟，上大学的第一天，我们就成了好朋友，直到今天。我俩长久的友谊总是获得朋友们的夸赞。

虽然老徐年纪比我小一岁，但和我在一起，她永远是个"姐姐"的模样。大学的四年，我们几乎形影不离，她包容我做过的所有错事，帮助我决断所有的游移不定，陪伴我度过所有的青春忧伤。大学毕业后，我们曾分居两个城市，各自有着喜欢的工作和不同轨迹的生活，但精神上从未分离过，成长的每一步，我们都是彼此的见证人。每次的长途电话以及见面的彻夜长谈后都会发现，我们可以随时都那么心心相印。

老徐把她的生活料理得很好。优雅的才俊老公，独立懂事的儿子，顺风顺水的生意，如果可以打分，老徐的人生绝对可以打 90 分以上。

但 7 年前，她提前"退休"了，一下子就放下了蒸蒸日上的生意。一方面，是为了陪儿子度过关键的高中时期；另一方面，老徐说，这是中场休息，要为人生的下半场做做准备。

那时的我，还在整天为工作忙忙碌碌，看着"退休"的老徐，悠悠闲闲，还曾批评她不工作浪费才华。当几年之后我也提前"退休"，才体会到老徐的高明。

老徐后来学习了心理学，成了心理咨询师，讲授包括婚姻关系、亲子关系在内的女性成长方面的课程，这成了她近几年的事业方向。现在，她前半生所有的人生积累，开始"爆发"了。

老徐和我都同意这么一个观点：后半生，要靠智慧生活。只有通过智慧，才能让前半生所积累的人生所有，成功的、失败的，正面的、负面的，欢喜的、苦恼的，重新闪闪发光，运用自如。

老徐的这本书，在我看来，更像是一本教材，step by step，观照内心，生起力量。不单是减肥，我们还可以用作我们自己做其他改变的借鉴。

其实减肥并不是我们的最终目的，而是通过这个外在的改变，我们会发现，无论何时我们自己都有改变的可能，以及改变过程中获得智慧的开启。

一切皆有可能。

这句话里，包含了无常，也包含了因果。

老徐的这本书，我准备再看一遍。

我也要用智慧去改变！

2017 年 7 月 11 日

自序

疗愈、成长，打破肥胖"魔咒"

　　身高1米58的我，从一个150多斤的大胖子减出了不到100斤的苗条身材，其间，没有使用任何减肥药品、保健品、减肥茶、减肥器械等，贯穿始终的不仅是健康饮食和合理运动，对我而言，起到决定性作用的是伴随整个过程的心灵成长。我不是营养专家，也不是健身达人，在这两方面有人比我更专业，但我自己这一路瘦下来的心路历程和我身为心理咨询师、女性成长培训师的背景，让我对减肥过程中的挫折、困难以及成长、变化，有更多的自我觉知，也让我有资格和大家分享我自己独创的"心理减肥法"。

　　我在减肥过程中一直观照自己的内心，同时对自己曾经的减肥失败以及周围人的减肥失败进行了很多反思。我的一个深刻体验是：没有找到造成我们肥胖的心理原因，就很难真正减肥成功。真正的减肥成功，不是短期内的体重下降，而是长期保持健康体重，从此告别肥胖身材。

其实，很多人在减肥过程中遇到的挑战更多的是心理上的，而非生理上的。很多人没有意识到这点，他们以为自己是饥饿或运动之后的生理不适，并没有觉察到心理上的抗拒、抵触、恐惧、愧疚，以及由于心理原因导致的意志力耗竭，才是影响减肥效果的真正原因。解决不了心理因素的强大干扰，再强烈的减肥意愿也不能支撑你减到理想体重。"心理减肥法"就是让我们不再仅仅是对于造成肥胖的生活习惯进行反省和改变，还要借着对自己意识深层的探索、觉知，找到自己变成一个胖子的心理成因，改变对自己的指责和不接纳，从而改变影响我们健康和身材的各种坏习惯。

必须承认，在探索的过程中，触碰到这一区域，是有很多不适的，内心的阻抗也相当严重。很多人在减肥过程中一次次无意间体验到了旧时的伤痛，正是这些伤痛让他们无法摆脱不健康的食物，无法做到不过量进食，无法保持运动习惯，无法拥有理想中的身材，无法成为想成为的人。绝大多数的减肥失败者、反弹复胖者，失败的原因都是对这个过程的觉知不够，他们误以为是自己意志力薄弱，或者遗传基因过于强大。

我自己的亲身实践让我看到了一条新路，一条可能帮助更多减肥者实现减肥目标以及实现个人成长的新路。我的发现是：健康饮食和合理运动当然必不可少，而对心灵创伤的医治、对内在自我的探索，以及在此基础上有意识、有计划的意志力"肌肉"的训练，更能对减肥起到至关重要的作用。

很多人可能没意识到，减肥所需要的意志力、自控力，来自我们的心理能量，而一直未被妥善处理的创伤经历会严重耗损我们的心理能量，带伤前行使我们的内心十几年甚至几十年负重累累，就像手机电池一直在慢性"耗电"，心力耗竭的我们怎么能积聚减肥所需要的相当持久的力量？

我的减肥历程是心理治疗的历程，也是自我成长的历程，这中间经历过很多次无比痛苦的煎熬而纠结的时刻，面对重新打开的内心伤疤，也曾有过退缩和后悔。减肥过程也不是一帆风顺，有过停滞甚至反弹，许多次想过放弃。但是，对于改变的期待和对于伤痛疗愈的渴望，鼓舞我坚持了下来。就像人生很多时候，踏上那条难走的路，才是正确的选择。庆幸的是，人到中年的我，对于变得更健康、更苗条、更美丽、更坚强的渴望，不仅不比年轻时少，反而更炽热、更浓烈。

从开始亲身实践"心理减肥法"到现在已经十多年——我从 2006 年初开始减肥，到 2007 年 10 月底，减掉了 25 斤，这次阶段性成功还为我带来了成为视频网站美食节目主持人的机会。125 斤的体重保持两三年后，在 2010 年出现过一次短暂反弹，长了 8 斤，反弹至 133 斤。之后经过深入反思，改变减肥策略，以每年 6 ~ 8 斤的速度在四年内稳稳地减去 28 斤，2014 年达到比较理想的 105 斤后，保持了数年，最新的减肥成果是 2017 年减掉的 6 斤，让我的体重从最初的 150 斤终于减到了两位数以内。

持续如此之久的减肥历程让我可以有十足的自信和把握告诉大家，靠着"心理减肥法"，我不是暂时性地减轻了体重，而是已经战胜了每一个减肥者最恐惧的反弹复胖的"魔咒"，真真正正地减肥成功了！

当然，每个人都有权利决定自己的身材胖瘦，如果你喜欢自己的胖，也享受自己的胖，那无可厚非，胖人也可以很美的。我真心这么觉得。

我之所以下决心减肥，是因为我不喜欢自己胖，而且我的身高和长相都让我胖得很难看，毕竟，成为杨贵妃那样的胖美人是很有难度的一件事，绝大多数人真的可以用那句话来形容，"一白遮三丑，一胖全没有"。而且，我不喜欢对于一件不喜欢的事，总是束手无策的感觉，所以，我决定改变。

令我没想到的是，我当初的决定只是减肥，但最终收获的却不仅仅是身材苗条、体重达标，在这个过程中获得的成长更让我喜出望外。人到中年的女人，本来只是想着不要胖到被自己嫌弃，没想到却发现自己可以从里到外变得更美好，不仅比年轻时还苗条、还健康，而且内心更加坚定喜悦，充满力量，这是多么意外的惊喜啊！

很多朋友问我："你减肥后老公是不是更爱你了？"我认真想了想，觉得老公其实和原来一样爱我，我最大的收获是自己更爱自己了。在我的女性成长课堂上，对着听课的姐妹们，我经常"大言不惭"地说："以我现在的年纪，最高兴的事就是，我'老'喜欢自己了！"

喜欢自己，这不是一件最让人神往的事吗？如果顺便让喜欢的人也喜欢自己，那岂不更是让人睡着了还能笑醒吗？来吧，一起试试减肥吧！

你如果总是吃进去超过你需要的食物，那这个食物就不是
你的胃需要，而是你的心需要。

而我们的心是不需要食物的，它需要爱，需要包容，需要
接纳，你多吃进去的每一口食物可能都是在填补你无法被
满足的爱的需要……

也许，比减肥更迫切的是找到自己内心的缺口。

第一篇
减肥前传
Chapter 1

我胖，竟然是因为缺爱？
中国式母女的爱恨情仇
习得性肥胖：我为什么要像妈妈？

我胖，竟然是因为缺爱？

< 1 >

从青春期开始，我就一直是个胖女孩，我的外婆、我的妈妈都挺胖，让我觉得自己胖得理所当然。38 岁之前，我没觉得自己的胖是个问题，就像我没觉得我的很多问题是问题一样。

我身高 1 米 58，上高中时体重达到 100 斤，上大学超过了 120 斤，26 岁结婚前 125 斤，30 岁生完孩子之后 140 多斤，之后几年越来越胖，直至飙升到 150 多斤。我有过一次失败的减肥经历，33 岁时，从 140 多斤减到了 128 斤，但一年后反弹。

我的身材之所以越来越胖，和遗传因素有关，也和我常年受失眠和焦虑困扰有关。

我从上高中起就睡眠不好，参加工作后因为做记者压力大，又得了神经性头痛，导致失眠更加严重。由于对治疗神经性头痛感到无望，加上对失眠深深的恐惧，人变得特别爱焦虑。越想睡，越睡不着，然后就反思自己为什么睡不着，担心自己如果一直失眠会不会有一天大脑崩盘就发疯了？如此恶性循环，越来越焦虑。最严重时，看见床就害怕，每天从下午三四点开始进入紧张状态，心里盼着今天可千万别失眠啊！结果，经常是晚上躺在床上翻来覆去，一直熬到凌晨三四点才迷迷糊糊睡一会儿。

几年下来，自己好像有了 A 面和 B 面——在人前的强打精神和人后的焦虑失眠。独自忍受的头痛、失眠、焦虑，让我受尽折磨，而唯一能感到宽慰的时刻，就是享用美食的时候。我几乎不假思索地过量饮食，特别是晚上加班后，消夜比正餐还要丰富，不仅吃得多，而且吃得油，特别嗜好肥甘味厚、辛辣刺激，几乎每晚如此。似乎，不那样吃一顿，生活就没有了意义。

我曾经安慰自己，胖有什么可怕，我健康、我快乐就行，现在我也经常听一些不愿意减肥的胖友这么说。说实话，我真的是开始减肥后才知道当时的自己有多么不健康、多么不快乐。

美食的安慰解决不了我的困惑，我渐渐地又被疑病症困扰。因为长期睡眠不好，在看到很多文章说失眠的各种危害后，就害怕自己的身体已经被严重损害了，也可能早就潜伏着什么大病而不自知。所以，只要身体有一丝一毫不舒服，立即如临大敌，再加上后来进入医药行业，经常和医院、医生打交道，对好多病有了一些粗浅的了解，就更是容易陷入疑病的恐惧中。有的时候，只是上火牙痛，我也会一直查资料，看看会是什么恶性疾病的先兆，总担心自己是不是错过了什么蛛丝马迹，最后导致不可收拾的后果。这样一来，神经越发高度紧绷，原来的失眠、焦虑也更加严重了。

我那几年的状态是：越失眠越焦虑，越焦虑越爱吃，越爱吃越发胖，越发胖越焦虑。

< 2 >

事情的转变是从 38 岁那年开始的。

2005 年 11 月，38 岁生日一过，我突然生出了对变老的恐惧。40 岁以后的人生在我心里是和更年期、疾病、衰老联系在一起的。那时的我，150 多斤的体形早就提前进入中年态，和七八岁的儿子在一起，常常被误认为是年轻的外婆。以这样的状态进入 40 岁，那该是怎样的一副惨烈模样啊！我有点不寒而栗。

对于未来的悲观展望驱使我必须做点什么，我不想这辈子就这样毫无指望地胖下去，我不想在失眠和焦虑的折磨下度过悲惨的一生，我要寻找一个改变的突破口。

一次朋友聚会，我遇到几位 50 多岁的姐姐，她们年龄相仿，但给人的感觉相差很大，有个身材极好的白姐，显得特别年轻，非常有活力，看起来和那几个姐姐根本不像同龄人。回家后，我就陷入了沉思，到了四五十岁，女人开始蜕变——显年轻的，看上去比同龄人小七八岁；显老的，看上去比同龄人老七八岁。这听起来没什么特别，可细细一算，这一老一小足足差出十五六岁啊！都快差出辈分了。显老的那位看上去肯定像显年轻那位的小姨。这么一算，吓出一身冷汗。

我可不想当同龄人的"小姨"！

说实话，胖人真的是最后一个知道自己到底有多胖的人。在我逐渐变得更胖的过程中，常常有朋友对我直言不讳："你可不能再胖了！"我听了不以为然，觉得他们太夸张，或者是，那天我穿的衣服太"显胖"。

那个时候一直喜欢穿宽松的衣服，当然，也是因为无奈，所以，赘肉在衣服的遮盖下肆无忌惮地疯长。也不是没有感觉到不舒服，比如，和老公在小区遛弯，鞋带开了，自己竟然弯腰有困难，老公只好替我把鞋带系好。但是，胖人不是心宽体胖，而是习惯性屏蔽坏消息，一个又一个信号都被我们大大咧咧地屏蔽了。就像我，胖得都弯不下腰了，还觉得自己是微胖、不苗条而已。有的胖友，岂止是弯腰有困难，他们已经出现了因肥胖引起的很多病症，但还是不愿意直面真相，一直骗自己问题不大，不要紧，稍微注意一下就可以了，没必要大惊小怪，直到出现更为严重的后果才悔之晚矣。

有很长一段时间，我对自己的体重数字一直模模糊糊，没觉得有多胖。

有一次，老公去开会，领了个体重秤回来，是那种指针式的，不是数字式的。有一天早晨洗完澡后，看到那个新玩意，一时兴起，要不要称一下？就这样毫无防备地站了上去。几秒钟后，指针向右高度倾斜，我清晰地看到了75这个数字，而且好像还有继续向右倾斜的趋势，吓得我大叫一声跳了下来。75公斤，那就是150斤啊！

第一反应，这破秤肯定不准！会议礼品果然都是伪劣产品！然后，撺掇老公上去，老公称完说："嗯，和我前几天去体检差不多。"儿子也试了，没问题。我坚决不信，我不相信——自己30多岁还没怎么着呢就成了一个150斤的大胖子！于是，又到药店的体重秤去试了一下，因为穿的衣服稍多，比那个数字还高呢！我问药店工作人员："你们这秤没问题吧？"人家说："没问题呀，前两天刚检查过的。"

我不得不信了。

承认自己胖不难，接受自己已经胖成这个体重了，挺难。我这才觉得，自己的体重已经开始自由奔腾了，若不去管它，肯定会像脱缰的野马，最后一定失控。

那个时候，因为快到40岁了，我陷入了"39岁焦虑"中。很多人有过类似的经历。比如，"29岁焦虑"，是对而立之年的恐慌；"49岁危机"，是对年过半百的忧伤；"59岁现象"，是对马上要退休的不甘。其实，这种年龄的转折时刻恰恰是利用回顾和探索进行自我反思的好机会。

我在临近40岁的前两年，对自己习以为常的事变得敏感了，对一直存在的问题变得不愿忍受了。减肥是我为自己找到的一个突破口，也是激发自己生命热情的一个挑战。

现在回过头去看，这种转折期的焦虑是非常有必要的，它甚至可以说是上帝赐给我们的一个礼物，让我们从混沌变得清明，从茫然变得坚定，从得过且过变得有目标有方向。

就这样，我决定把减肥当作改变的突破口，并且决心为自己即将到来的 40 岁活出一番新的模样。

< 3 >

33 岁时的那次减肥，是因为我的公司当时代理了一款风靡全国的减肥保健品，迫于要对几百家加盟药店的合作者起个示范作用，以此鼓舞大家的信心，140 多斤的我不得不减肥。在那款减肥保健品的帮助下，我两个月减重 14 斤，从 142 斤减到 128 斤，但毫无意外地在一年多后反弹。

那次经历告诉我，减肥品不是没用，而是不可能永远靠减肥品维持，既然如此，何不一开始就采取能够更持久的方法呢？很多营养专家、减肥专家都说，减肥就是六个字——"管住嘴，迈开腿"。那我就按照这两条试试。

但是，说起来容易，做起来难。

"管住嘴，迈开腿"指的是健康饮食、合理运动，这六个字真要执行起来实际上比我们想象的难多了，它不只是行动力、意志力与旧习惯、惰性力量之间的比拼，更是健康的心理能量与自暴自弃的黑暗力量之间的博弈。这是我开始不借助任何减肥品进行"徒手减肥"时始料未及的。

从 2006 年初开始，我在一位中医朋友的建议下，用了这样的饮食方案：早午餐正常饮食，不要暴饮暴食就好；晚餐提前到下午 5 点之前，尽量清淡，可以喝个酸奶，吃点干果，几片苏打饼干，或者一碗清粥，一碟小菜。这个方案听起来挑战不大，我决定尝试。刚开始的几天，特别顺利，甚至轻松到让我飘飘然。

事实证明，我想简单了。一周后的一个黄昏，因为工作上的一个小麻烦，也许还和生理期有关，总之，就是突然觉得特别沮丧，特别灰心，有一种马上就要溺水而亡的感觉。我感到头晕，乏力，心里充满委屈和挫败，减肥这件事，此时此刻显得比芝麻粒还小。我只有一个念头，那就是，赶快爬上岸，我不能就这么眼睁睁地被"淹死"。而能够立即把我拖上岸的，就只有一桌丰盛的饭菜了。

于是，我打电话约老公出去吃饭，老公一见面还开玩笑地问我："哎哟，怎么今儿不减肥啦？"但一看我黑着个脸，立马不吱声了。我拿起菜单一口气点了九道菜，四个冷盘、三个热菜、一个炒饭、一个汤，老公不敢说话，服务员不干了，一个劲地说："姐，你们俩吃不了这么多，咱家菜量挺大的，四个菜都多。"我觉得怒火在我胸中燃烧，要不是念过大学有点教养，肯定脱口而出："我吃我的，关你屁事？"看我沉着脸不吭气，老公打圆场说："没关系，吃不了我们打包，谢谢你啊！"服务员欲言又止地走了。这个可怜的小姑娘没想到的是，我们居然把那一桌饭菜全吃完了！当然，后半程老公不动筷子，只是忧心忡忡地看着我疯狂地往嘴里塞东西。

之后的减肥历程磕磕绊绊，坚持几天健康餐后，很快就会用大吃一顿弥补回来，别说减肥，不长胖都不容易。一段时间后，我突然对自己生出了一丝绝望，我觉得我一定是被什么莫名的东西捆绑了，不然为什么对食物有如此强烈的依赖？我陷入了无比痛苦的尴尬纠结中——不吃，就好像要抑郁了似的，压抑的情绪铺天盖地；吃，就会过量超标，体重继续攀升。

那个时期，我已经开始对心理学很感兴趣，看了很多书，试图解开自己的心理谜团。有本书中的一句话打动了我，大意是：你如果总是吃进去超过你需要的食物，那这个食物就不是你的胃需要，而是你的心需要。而我们的心是不需要食物的，它需要爱，需要包容，需要接纳，你多吃进去的每一口食物可能都是在填补你无法被满足的爱的需要。

我胖，竟然是因为我缺爱？

这个发现让我看到了解决问题的曙光。也许，比减肥更迫切的是找到自己内心的缺口。这是我一直想回避的，而我又隐隐感觉，这么多年，我的失眠、焦虑，甚至疑病症倾向，似乎都和这个缺口有关。这是我特别害怕触碰的地方，害怕它让我再一次体验到软弱、自怜、绝望的情绪，那些情绪是我多年来一直用不懈的追求、坚韧的努力，想要奋力挣脱的东西。

中国式母女的爱恨情仇

< 1 >

我妈今年 71 岁，满头白发，浓眉大眼的样子和她年轻时没差多远。

算起来，我和她相处 50 年了。她 20 岁结婚，21 岁生下我。

从上初中起，我和我妈就一直处得不好，几十年磕磕绊绊，如今，我已迈入半百之年，她老人家已是年过古稀。

曾经有很多年，我为我们之间的关系异常痛苦。从我上初中时的偶有冲突、上高中时的冷战数年，到上大学时的冲突加冷战，再到我参加工作、结婚生孩子之后，仍然要时不时被许多和她有关的、或被她挑起的争端所搅扰。

上小学的时候，和我妈其实关系还好，只是比较怕她。和爸爸的慈祥相比，我妈是严厉的，不爱笑，对我和妹妹管教多，疼爱少。但是，很多家庭不都是这样吗？我看其他同学的妈妈也都差不多，所以，虽然和我妈不够亲近，但也没觉得有太多困扰。

上初中时，家里发生了一件大事：我妈领养了一个儿子。而且，不是弟弟，是哥哥。

我妈做这个决定没有跟我和妹妹商量，说实话好像也没跟我爸商量，就自作主张把人领回来了。住在我们家，吃在我们家，管我妈叫妈，管我爸叫爸。我妈让我和妹妹叫人家哥哥。我心里有抵触，一直不愿意叫。

那年我刚过12岁，自从她的这个养子进入我家，我的人生就变了颜色，金色的童年一夜之间就进入灰暗的隧道。家里气氛很压抑，周围很多邻居在说闲话，我搞不明白妈妈为什么这么做，也不敢问，再加上中考的压力，晚上常常做噩梦，突然对人生产生了很多消极的想法，有的时候还会冒出"其实死了也不错"的奇怪念头。

中考的结果让我大吃一惊，比预估的分数少了100多分。有些科目甚至出现了个位数的分数。虽然我的中考状态不佳，但滑坡成这样也是不可思议。后来，我妈去招生办请求复查分数，连着一个星期找人、求人，吃了不少苦。但我对这个成绩却没觉得有多难过，因为，中考填志愿时我就和我妈发生了冲突，她执意不让我报考任何一所高中，要求我报考中师或幼师。虽然我非常喜欢当老师，但我总觉得应该读完大学再考虑。再说我的学习成绩一直很好，小学四年级上完就跳级上了初中，完全可以上一所好大学。

我拗不过我妈，填报了中等师范学校和幼儿师范学校，这在后来被称为"小中专"。这是刚刚长大的我第一次感到被剥夺权利的痛苦。我很难受，却无能为力。妈妈给出的理由是："女孩子没必要那么辛苦地念大学，再说你身体不好，最好不要离开家到外地。"我不能说妈妈的决定不是出于爱，但我就是特别不舒服。

中考成绩的意外顶多是让我不能被那两所"小中专"录取，没啥失望的。但是，我妈一连几天冒着酷暑早出晚归，我看了也很心疼。后来，分数被复查出来，由于是手工计分、登录，有两门课的成绩被登错了。比如，化学87分，误抄为8分。复查结果出来时，中师和幼师两所学校都录取完了。我妈和招生办的人交涉时，那个老师说："你家孩子这成绩是考大学的料，何必非要上个中专呢？"

于是，我不知是幸运还是不幸，因为这个人为的错误，错过了中专，准备上高中、考大学。

< 2 >

由于我的中考志愿没有填报任何一所重点高中，所以，只能通过家里一个拐弯亲戚去了一所排名低、校风差的学校。这所学校的"传奇"在我

多年后提起仍然能让听者震惊。

学生间打架滋事、校园霸凌就不用提了，下面的事足以证明那所学校学生的虎狼之勇和彪悍作风。我的同班同学，坐在我后排的一个男生，参加工作后成了毒杀幼童的凶手，被判了极刑；我的一个学弟，若干年后，因为抢劫、杀害多名出租车司机而被枪决。这两件事当时是我们那个城市的特大新闻，我自己供职的报社也做了详尽报道。当我无意中说出他们是我的校友，甚至有一个是同班同学时，我的记者同事都惊呆了："你是从那样的学校出来的？那你是怎么考上大学的？"

当年，14岁的我走投无路来到这个学校，尽管不适应，难受，甚至有一点害怕，但也无可奈何。我有几次不知为什么被几个高年级女生截住，莫名其妙被撕扯羞辱一番才被放走。上课时，大家都在聊天、吃东西、玩扑克，只有我在前排坐得笔直认真听讲，后面的男同学看不顺眼就往我的头上丢废纸团，一节课下来，头发上总会挂着几个纸团，我都懒得往下拿，反正他们每节课都要丢。

这些，我都默默忍了下来，不愿意告诉爸妈，免得给他们增添负担。忍到高二，在学校宣布不分文理科，只有理科不设文科时，我才终于忍不下去了。我的理想是学文科，将来可以做记者、律师、翻译，因着这些对未来的美好想象，我才能在备受煎熬的日子里没有灰心丧气、自暴自弃，而学校不设文科班的决定，把我对未来仅存的盼望之路都堵死了！那是我人生中第一次感到崩溃。

从上高中起，我一直寄住在外婆家，一周回我父母家一次。因为我妈领养儿子的事，本来就和她不很亲近的我，和她更疏远了。学校宣布不设文科班的决定后，我不得不在周末回家时向我妈求助。没想到她轻描淡写地就一口拒绝了我，她对她十几岁的女儿挣扎了一周的苦楚毫无察觉，口气中也没有一丝体谅："转学？想学文科？哪有那么容易？没法转，你就在这个学校好好地学理科，将来可以考医学院，当医生。"妈妈自己是医生，她觉得我也应该当医生，可我不仅晕血，去一趟医院还神经过敏地做噩梦呢，如何能当医生？可妈妈不听，就像她当年决定我的中考志愿时一样，完全不顾我的感受。她不想让我考大学，我就必须报中专；她想让我学医，我就不能学文科。

我低着头小声说："我不想当医生，我就想学文科。"我妈故作轻松地说："可以啊，想学文科，你可以自己学啊！没人拦着你。"其实，妈妈在这之前和之后都帮助好几个同事的孩子办理过转学或借读，她好像在一所不错的学校里有熟人，那个学校的文科很不错呢。

但她不知为什么就是不愿意帮我。也许是真心觉得做医生是最好的职业选择；也许是她懒得为我找关系求人；也许，看见桀骜不驯的我，她想杀杀我的锐气？当然，这些只是我的猜测，我其实一直都没想明白。

令我妈和周围很多人惊讶的是，在我妈毫不体谅、毫不妥协、毫无商量的态度下，我做出了人生中第一个、也是最重要的一个抉择，决定在理科班里自己学文科。我在那一刻，清晰地明白了自己擅长什么、想要什么，以及为了自己的决定要付出什么，而且，让日后的我无比自豪的是，那个当年15岁的少女，再也没有为此和母亲开过口，也没有因为自己艰难的决定有过一丝抱怨和后悔。

全年级几百名同学都学理科，我自己一个人学文科。人家上物理、化学课时，我在课堂上看地理、历史书，人家上实验课，我拿着英语书到操场上背单词，有个慈祥的老体育老师，脸总是晒得黑黑的，一见我又拿着书到操场上来了，就笑着说："孩子，学累了就玩会篮球啊！"现在想来还挺让人温暖。

我咬着牙不让自己分神，不让自己可怜自己，甚至也不让自己抱怨妈妈。只是，每到周末回家的时候，我的话变得特别少。爸爸左右为难，只好在吃饭时给我往碗里不停地夹菜。

高中几年，对我的锻炼特别大，可以说，我的坚毅性格就是那个时候养成的。自己规划学习时间，自己设定学习内容，特别考验自制力，也考验在学习上的总结和归纳能力。很多老师同情我，真的，我从他们眼里看到了，就是那种爱莫能助的同情。

幸运的是尽管过程坎坷，尽管我自学的地理、历史、生物三门课程的高考分数都不高，但我还是考上了省城最好的一所大学，而且是我心仪的新闻专业。靠着自学文科还能考上大学，这在我的高中母校，当年还被传为佳话。

< 3 >

上了大学之后，和我妈的关系仍然没有缓和。我不知道她为什么对我

有那么多不满意，我年年拿一等奖学金，大学毕业时文化课成绩全班第一，按现在的说法，简直就是那个"别人家的孩子"。可我妈对我就是不满意。

她去邻居或同事家聊天，经常会吐槽我，怎么不听话，怎么不懂事，怎么和她离心离德，以至于那些叔叔阿姨见到我，时不时就话里有话地教育我一通，让我隐隐猜到了我妈在背后贬损我。后来，一些叔叔阿姨的孩子也会忍不住告诉我，我妈在他们家又数落我什么了。

说实话，我妈的这些举动让我和她的心离得更远了，我觉得和她在一起特别不安全，我必须保证不犯一点错，但也不知道怎样做才能让她满意，我只好用少回家、少见面来回避和她的冲突。

有一次，放暑假后我在校园待了一周才回家，我妈在饭桌上就哭了，说我没良心，不懂事，在外面学坏了。我被骂得万念俱灰，就忍不住顶了句嘴："我怎么学坏了？我在学校多待一周就能给您抱回来个外孙吗？"我妈一下子又哭又闹，我爸只好把我拉开了。

早熟的我看清了一些真相，知道必须自己努力，才有美好的未来。所以，大学期间一直告诫自己不要分心，拒绝了好几个男生，坚决不谈恋爱。我认为自己的情况没资格谈恋爱，除了好好学习，其他的都是不务正业。当然，潜意识里也是害怕因为谈恋爱影响了学习，又会招来母亲的责骂。

大学空闲时间多，我经常陷入思索，对于妈妈为什么收养一个儿子，百思不得其解。也许，是因为对我不满意，也许是觉得我家只有我和妹妹两个女孩，将来没人给她养老？总之，我十分悲哀地感觉到自己特别没有价值，在妈妈心中特别没有地位。但又不想服输，便在心里暗暗对自己说：绝不能输给任何男孩，我要比他们都强，我要让妈妈看到我的价值，看到她没有生错我。

这个执念后来既是让我不断进步、超越自己的动力，也是让我内心不堪重负的起源。认识到这点时，已经是我快 40 岁的时候了。

< 4 >

大学毕业后，我被分配到报社做记者，做了 10 年后，因为看到了职业的瓶颈，我选择了辞职，不仅在先生的广告公司做总监，还成为一家新公司的负责人。当时的经济环境特别好，各行各业蒸蒸日上，我们的生意很快越做越大。

我给爸爸妈妈在市中心区域安排了新房子，帮妹妹在附近买了房，为的是让他们互相有个照应。我希望用自己的努力让家人过得更好，也希望妈妈能承认我的能力，看到我的孝心，给我我想要的认可和夸赞。

但是，就是做不到。

妈妈当医生，一直有稳定而不错的薪水，但我每月会给妈妈零花钱，当时相当于一个上班族的月薪，同时每个月还给她的养子一些钱，因为，我不愿看到妈妈因为他工资不高而整天忧心忡忡。我在好几年时间无怨无悔地给他们经济补助，没想到，有一天，我妈和我因为一件事的意见不同而发生了争执，她特别没来由地说："别觉得你每个月都给我们钱你就有多了不起，你以为我和我儿子多想要你的钱？告诉你，我们不愿意，我们不高兴！"当时我的反应是有点被说蒙了，不知道她何出此言，我妈却越说越气，一股脑的指责劈头盖脸地打下来，把我说得越来越委屈，眼泪几次往上涌，但一直强忍着。最后，我妈骂累了，坐在沙发上哭着喘粗气，我不知如何劝慰她，又非常担心她由于情绪激动而血压升高，赶紧给她拿降压药，看着她吃了，才犯下大错般羞愧地离开。

若干年后回忆这一段，不由得很心疼当年的自己。不知道当时的自己怎么就那么尿（sóng），为什么不敢立即给她怼回去："不愿意要我的钱？好啊，下个月不给了！我这么辛苦地工作，在经济上帮助你们，为什么好像是我做了错事一样？为什么您作为母亲总让我歉疚、难受，好像我做什么都是在还欠您的债？"

我当时不仅没有勇气这么说，甚至连这么想都不敢。和我妈相处的过程中，我一直很尿（sóng），很能忍，但内心已经被伤得千疮百孔，很多心理问题早就种下了病根。

有一段时间，每次从我妈家出来，坐到自己的车上，我总会一个人默默地待会儿才能心情平静，有的时候，一边开着车，听到电台里播放的某个伤感的歌曲，会突然失控地号啕大哭。眼泪模糊了双眼，只好把车停到路边，哭够了，缓好久才能继续上路。只要看到我眼睛红红的进家门，老公都会直接说："又去你妈家了？"

那么多年，我一直拼全力想争取让母亲认可我、夸奖我，我一直以为，她不喜欢我一定是我不够好、不够优秀、不够懂事，只要我再努努力，再加把劲，她一定会看到我的好，她一定会满意，一定会夸我。

可是，这一天似乎直到现在也没有来到，我好像是在往一个无底洞里填东西，怎么填都填不满，但我又不甘心，不肯停手，只怪自己能力弱、力气小，在无望中坚持着。就这样，一年又一年，把自己累成了狗，也没有换来妈妈的半句夸奖。

过了 38 岁生日之后，眼看就要进入不惑之年，我对自己未来的人生进行了展望，结果特别不乐观。那时的我，不仅胖得有点刹不住车，而且一直深受情绪问题的困扰。公司生意虽然高歌猛进，但消除不了我内心的无力感和倦怠感，焦虑、失眠、疑病症，都让我常常处于内心煎熬的状态。2006 年初开始减肥后，似乎一直进展不顺，我觉得根本没有能力去做想做的事，不想做的事却又无法摆脱。

40 岁就要来临，我不仅没有不惑，而且，疑惑、迷惑、困惑的浪头把我拍得昏头涨脑。在一次次痛定思痛后，有一天，我坐在家里阳台的沙发上，想象自己过了 40 岁，会怎样看之前的人生——我问自己："你前 40 年的人生有什么缺憾？"我回答自己："我最大的缺憾就是陷在和母亲关系的泥潭里，没有很好地做自己。还有就是过于放任自己的形象，以至于年纪轻轻就容颜衰老、身材走样。"这个回答让我有一种洞见之后的觉察，我知道，解决问题的时候到了。

那么多年都在经历纠缠和痛苦，我和我妈之间的有些事情颇像某些国产电视剧的剧情一样狗血，我却一直没有想到主动去寻求帮助，听任自己困顿于忍受、无奈、抱怨、苦毒的消极状态，临近40岁时的思考，让我决定开始行动。我要寻找专业人士，帮助我厘清和母亲的关系，告诉我该怎么做才能从这种不健康的纠缠中走出。

我首先找到我的好朋友王小屋，她当时就职于中国最专业的心理杂志《心理月刊》，她的专业素养和人品都是我非常佩服的。之所以第一个找她，是因为我信任她，在进行更严格的心理治疗之前，我需要找一个专业的"自己人"。

严格地说，这不是一次心理咨询，只是一次比较深入的心理对话。对话的地点是在北京使馆区附近的一家西餐厅。这次谈话对我的人生意义之重大，超越了我当时的预期。

听我一桩桩一件件把我妈对我做的事说完之后，小屋非常冷静，她声音低低，语调缓缓，"可能，你要试着接受一件事，那就是你的母亲也许没有那么爱你。"

就这么一句简单的话，小屋的声音轻得像耳语，我在听懂了之后，愣了几秒，然后，大脑就"嗡"的一下空白了。旁边那几桌刚才还欢声笑语好像在为谁庆祝生日的老外们突然安静了下来，确切地说，是我突然听不见他们的声音了。我的耳膜里充斥的是我自己的心跳声，咚、咚、咚，胸腔甚至感觉到一阵阵的疼痛。紧接着，从胃里涌出一股热浪一般的冲动，像酒后或晕车时要呕吐前的感觉，那种难以遏制的翻江倒海般往上涌的浪头。但我知道，我不是要呕吐，而是要哭，号啕大哭的那种力度。我在大脑空白、耳朵幻听、胸腔阵痛中，仍然知道，周围有许多人，这里不能号啕大哭。于是，我像努力在公共汽车上控制呕吐的感觉一样，用全部意念对自己说话："别哭！别哭！千万别哭！千万别哭！"

不知过了多久，周围人说话的声音渐渐恢复了，盘子里的意大利面早已经被我用餐刀切成一小段一小段。我缓缓抬起头，慢慢地对小屋说："我知道你说的是对的，我也不是没这样想过，只不过当我第一次听见别人告诉我这个事实，我还是觉得有点接受不了。"让我非常感激的是，小屋没再多说一句煽情的话，否则，我一定会当场崩溃、失态。

若干年后，回味这一段，我觉得自己那段表述听起来很有歧义，很像是一个女人觉察自己老公有外遇，某一天，闺蜜意外撞见了狗男女当街亲热，忍不住实话相告，女人心有不甘地承认："我也不是没起疑心，只不过不敢相信是真的，你突然告诉我亲眼看见他和那个狐狸精在一起，我还是有点接受不了。"后来，我慢慢地意识到，我妈给我的痛来自和这类女人类似的感受——被至亲至爱的人背叛。

小屋接下来的话对我特别有启发，她说："你妈妈没有那么爱你，不是她不想，而是她没有这个能力。既然你们之间的相处给你带来这么大的困扰，你可以试着和你妈妈拉开一点距离，不要靠得那么近，这样，你们之间的张力就会变小。等你慢慢变得强大之后，你可以到你妈妈的心理隧道里去看看，也许，你也能帮助妈妈走出那个黑暗的地方。"

后来在工作中，我了解到很多母女都有着类似的爱恨情仇，她们相爱相杀，互相折磨，历经十几年、几十年，双方都伤痕累累。那些因为"重男轻女"而对女儿挑剔、嫌弃、利用、折磨的母亲，特别有中国特色，所以，我把这类母女称为"中国式母女"。

中国式母女的亲情大战几乎每天都在上演，热播剧《欢乐颂》里樊胜美的奇葩老妈让很多观众领教了这类母亲的厉害，从剧中我们看到了樊胜美对于男性物质条件的过分在意实则有着难言的苦衷。把女儿当资源，为了偏心传宗接代的儿子、孙子，无所不用其极地敲诈式、掠夺式地使用，是这类母亲的共性，也是让樊胜美们最难受、最挫败、最寒心的地方。

那种痛，我体验过，只是没想到，它对我的性格特征、心理状态，甚至身材胖瘦都产生了深远的影响。

习得性肥胖：我为什么要像妈妈？

< 1 >

妈妈是家里的长女，下面还有两个弟弟，外公外婆有点重男轻女。据说妈妈三岁时，外公外婆就带着大舅舅离开乡下，迁往后来我们居住的城市。

几年后，小舅舅出生了，外婆他们可能没能力带三个孩子，妈妈就一个人在老家和自己的爷爷一起生活，特别像现在的留守儿童。这一待就是10年，到了上初中时，妈妈才被接回父母家。这时候，她和他们已经完全陌生了。

据妈妈说，她当时住校，冬天特别冷，被子太薄，挡不住寒冷，回家之后外婆却不予理睬，不管不问。她吃不饱，外婆也不许她往学校多带干粮，因为家里也不富裕，再说，还有两个要吃要喝正在长身体的舅舅。

妈妈一提起她的身世，总是泪眼婆娑，她总说："唉！还不是因为我不是儿子。"可以说，妈妈对她的父母怨了一辈子，她一直认为，他们对她不公平，嫌弃她是女孩，所以才把她放在乡下那么多年。妈妈长大成人之后，甚至在她已经嫁给我爸有了我和妹妹以后，还是经常和她的父母、弟弟发生争执、冲突，她一直为她的父母偏心两个弟弟而愤愤不平。

我对外婆的印象很好，她对我慈爱、宠溺，除了我爸爸，最宠我的就是外婆。所以，我相信妈妈的感受是真的，但也理解外婆，她毕竟没什么文化，当年家里又穷，她肯定是没有能力照顾好每一个孩子。以一个从乡下出来的不识字的妇人的见识，把儿子看得比较重，也不是什么罪不可赦的事。

但是，妈妈受的伤害却是永久的。心理学研究告诉我们，孩童在 12 岁以前和亲生父母长时间分离，对孩子来说，足以造成终生的伤害，和父母的关系也很有可能一辈子都存在隔阂。妈妈就是那个受伤很深的"留守儿童"，她一直用自己的方法寻找解脱，这方法就包括，在她的大女儿——我已经 12 岁时，认养了一个儿子。

她后来对我的所作所为，像极了她父母对她做的事。她最痛恨的、伤了她一辈子的"重男轻女"的观念，她自己却全盘接受了。她认为命运对她不公，但她却为我制造了新的不公。

我强烈感受到的被她从根儿上否定的感觉，全都是她自己品尝过的。这真是一件吊诡的事，但从心理学上讲，这种"多年媳妇熬成婆"的戏码很多家庭中都在上演，代际传承的悲剧似乎就这样轮回，除非有人打破这个怪圈，不然，一代一代的伤害就会这样不自知地重复再重复。

< 2 >

也许是被她的父母否定了性别，所以，妈妈的内心对自己可能也是否定的。对我，她也只能否定，因为，我和她是一样的性别——"没出息"的女孩。

她对我种种的不满意，可能都是一种情绪，就是她对自己不满意的投射。她从来没有感受过父母的认可，也实在是无法给予女儿认可。我再优秀，她也能挑出毛病；我再努力，她也视而不见，因为她和她的父母一样，中了"重男轻女"的毒，认为一个女性再怎么样努力也不如男性更强大更优秀，从娘胎里带来的"劣等"基因，不是靠努力就能"改造"好的。

所以，我的挫败感经常来自于她口口声声当着我的面夸她的"儿子"，"我儿子这么好，我儿子那么好"，那种对我从来没有过的亲昵、宠爱之情，让我浑身发冷。我很想质问她："那我算什么？我不是你亲生的女儿吗？我对你付出这么多，怎么就换不来一句好话呢？"但又觉得那样会显得我太在乎、太悲情、太可怜，根本就张不开口。

　　我妈一直没有走出她的童年阴影，尽管我的父亲给了她那个年代少见的温情、理解、疼爱和包容，但她似乎被自己的痛苦困在一个铁皮盒子里了，对丈夫的温柔体贴、女儿们的忍让讨好，丝毫没有感觉，一意孤行地想用自己的方法讨回公道，结果，却成了一个疏忽暴躁的妻子、喜怒无常的母亲。

　　从我记事起到父亲去世前的几十年，我妈几乎不做饭，安然享受着丈夫的服侍和包容，同时也仍然固执地认为自己是那个全天下最可怜的人。我的万分努力，妹妹的百般顺从，她都视若无睹，就是觉得不满意、不快乐、不公平。

　　很多年后，我问过她一句话："您觉得咱们这个家，包括你父母家，所有的人当中，有没有谁不亏欠你？"我妈当时愣住了，她也许从来没想过这个问题，也许这个问题触到了她的痛点，她沉默了足足几分钟。其实，这是特别可贵的反省机会，也是个人心灵成长的顿悟机会，但她骄傲地放弃了，最后，阴阳怪气地说："人家谁亏欠我呀？谁也不亏欠我，我也不亏欠别人。"其实，我之所以问她那句话，是因为我觉得，她的内心深处一定觉得所有人都亏欠了她。

后来，我和母亲也试图进行过类似的对话，我想和她交心，想告诉她我的感受，也想让她从过去的痛苦中走出来。但是，每次都失败了，而且，失败得很彻底。

有一次我去看她，见她心情不错，就多和她聊了几句。她又一次谈到了她的父母对她的不公，我就试着说："您的父母的确不是完美的父母，可是我们自己也不是啊！我不是，您也不是。这样想一想，是不是对他们就能多一点理解？您觉得您父母偏心你弟弟，重男轻女，您不也做了类似的事吗？而且，您弟弟还是您父母的亲儿子，您没有儿子还要收养一个儿子来模仿您父母，这对自己的女儿难道没有伤害吗？所以，一想到自己也犯错，我们就容易原谅别人了，您说是吧？"母亲当时很罕见地没有和我争论，而是陷入了沉思，我还以为那天的谈话效果很好呢，但是，第二天，我妹给我打电话，问我昨天和老太太聊什么了，怎么气得她一大早就去了我妹家，说我前一天晚上发神经跑到她家骂她，老太太也不说具体内容，就一个劲地说我是"奸商，心眼坏"。妹妹听得一头雾水，忙打电话问我发生了什么事。当时我正在兴致勃勃地逛街，五月的天，阳光正好，妹妹的转述让我的心里瞬间寒意阵阵，只好说："我错了，也许是我太着急了。"妹妹更糊涂了，我也无力解释，匆匆挂了电话。

也许当时我还不够强大，没有能力把母亲从她的心理隧道中拉出来。

< 3 >

我那么不接受母亲对我的态度，却潜移默化地接受了她的观点。我也不喜欢自己的性别。青春期后，从来没有觉得自己是个女生，倒不是觉得自己是男生，而是，对自己的性别故意漠视，更愿意以中性的面貌示人，不喜欢别人把我当女性看待。所以，刚工作时，好多年都不穿裙子，不穿高跟鞋，头发剪得很短，喜欢和男性论哥们。遇到有男生表示好感，就大大咧咧拍着人家肩膀说："咱哥们就不用这样了吧！"吓得对方不知所措。好在我先生是个异类，他追我时假装把我当哥们，送我的第一个礼物是一款漂亮的女士打火机，他知道我抽烟。（当然，后来我和老公双双戒烟成功。）

在风华正茂的年龄，我从没想过如何让自己变得漂亮一些，更有女人味一些，表面上是不屑，内心可能是不敢。我的潜意识认为，不应该对女性这个"劣等"性别表示更多的认同，我只有越像男性，才越可能得到母亲的认可。这是我学习心理学多年后的觉察，当时是完全意识不到的。

我不注意保养皮肤，年轻时一直起痘痘，后来满脸痘痕，我不愿意打理自己的身材，也不喜欢逛街买衣服。我觉得为了让自己好看啊苗条啊去付出努力，简直是浅薄而浪费。我每月花三分之一的工资买书，业余时间除了加班写稿子看书，就是上英语课。当记者时一天的工作非常辛苦，我却不畏困难地上过一年从零基础开始的日语夜校，晚上下了课 10 点多才吃得上晚饭，也从来不觉得苦。我只愿意把钱、把时间花在让自己更强大更优秀的事情上，不能说没有收获，但是，由于对不被认可的强烈恐惧，我对自己好像特别"狠"，似乎故意不允许自己轻松地享受生活，不允许自己享受做女人的快乐。

我妈似乎也如此，她不保养皮肤，不买好衣服，不享受生活，但是又常常抱怨自己没享过福。从我参加工作起，她会时常不经意地提醒我和妹妹："你们都要学着节省，别买那么多衣服！你们看我，一双袜子补了又补，从来没乱花过钱。"每次听她这么说，我都会莫名地愧疚，觉得欠了妈妈一大笔债，而且，这辈子好像都还不完了。

"留守儿童"是母亲那个时代没有的名词，但是很多人都有过和母亲类似的童年，有的可能更凄惨。我认识几个阿姨，因为是女孩而从小被亲生父母过继给别人，她们更是一辈子都生活在幽怨、愤怒的阴影中。

母亲在乡下的那十几年，并不是因为物质贫穷而痛苦——那时候城里也好不到哪里去，而她的爷爷对她其实非常宠爱。母亲的痛苦来自于被亲生父母抛弃的感觉，她在幼小的年纪还不能理解父母的能力有限，更愿意归咎于他们的性别歧视，当然，这也的确就是部分原因，而她对"重男轻女"观念既愤怒又接受的矛盾态度，影响了她一辈子的自我认知，也差点影响了我一生。

我妈妈的人生轨迹因为那段留守在乡下的痛苦记忆而彻底改变，她似乎一辈子都是一个孤苦无依、渴望父母之爱的"留守儿童"。从上世纪90年代兴起的农村剩余劳动力进城打工的风潮，为我们的这个时代催生了一大批"留守儿童"，而且，不仅是女童，男孩子也一样会被留在农村让老人照看。我真心希望政府机构、专业人士能对当今社会的"留守儿童"现象给予充分的重视和干预。因为，我从妈妈身上看到的是一个"留守儿童"一辈子为命运的不公而抗争的悲剧。最关键的是，这些"留守儿童"如果没有被充分关注、及时治疗，他们长大成人、为人父母后，很可能会像我妈妈一样，从受害者转变为迫害者，他们的儿女也可能会像我一样，在觉醒之前要经历漫长的痛苦、挣扎、自责，似乎要为上一代的人还债。

不知道，他们是否会如我般好运——虽然妈妈是长不大的"留守儿童"，但却有一个内心安稳的父亲，后来又嫁给一个温柔包容的丈夫，这才让我有勇气去揭开伤疤，开始疗愈之旅。

我会为他们祈祷。

< 4 >

我记忆中，妈妈一直就是一个胖胖的人，但后来看到一张我两岁时和父母的合影，发现妈妈那时并不胖。我从没觉得妈妈的身材可能跟饮食习惯有关，我觉得一切都理所当然，有人瘦，就有人胖，这不是自己能选择

和决定的啊!

上高中时有一件事让我印象深刻,妈妈可能那段时间想减肥——她当时只有30多岁,体重估计有140多斤——她一本正经地和爸爸说,以后吃饭时要提醒她少吃。一天晚饭,妈妈吃完正餐,大家已经准备收拾碗筷了,她又要吃个饼子,爸爸就笑着说:"你不是要我提醒你少吃吗?"没想到妈妈一下子怒了,非常不可理喻地冲着爸爸一通发作:"我告诉你,我自己上班,自己挣钱,吃自己的喝自己的,你凭什么不让我吃?"妈妈的愤怒来得又快又猛烈,我和妹妹被吓到了,气氛一下子冷到冰点。爸爸当时什么都没说,也一点没生气,只是默默地看着怒不可遏的妈妈,眼神里只有关切。

这样的事后来也发生过,妈妈突然变得无理取闹,而爸爸无比包容地让她把心里的无名火痛快地发出来。我大概从那个时候起就特别心疼爸爸,也挺羡慕妈妈——有这么好的运气,这么好的命,能嫁给这么好的男人。

所以,有好多年,"减肥"这个话题在我家是不能被讨论的,它一点都不轻松,甚至是个导火索。后来我开始减肥时才意识到,妈妈和食物的关系也和缺爱有关,如果是外力强迫她节制饮食,她会因为旧伤被触碰而暴跳如雷、反应过激。

没想到我和妈妈如此相似。幼年时,我本来是个小瘦子,因为体弱多病,上初中时身高已经长到1米58,体重只有70多斤。高中后寄宿外婆家,和妈妈的关系已经变得紧张不睦,再加上学习压力,慢慢就找到了和妈妈一样的安慰自己的"药方"——食物。于是,我的体重迅速突破一百斤大关,上了大学后，饭量越来越大，不吃就难受，轻松跨过120斤。之后，再也没有瘦下去过，结婚时125斤，怀孕时体重高达160斤，生完孩子后，140多斤。

很多年来，我从来没有意识到自己和食物的关系有问题，一直觉得每个人饭量不一样，能多吃就多吃，吃不多就少吃，没什么可以讨论的。甚至，我都不认为自己吃得多，总觉得自己的胖是天生的，是每个人新陈代谢不同，或者说是遗传造成的。总之，是自己根本无法掌控的，也不必费力去改变。

真正的问题就在这里：如果，一个胖子觉得不需要为自己的胖瘦负责，或者觉得自己没能力负责，那就永远都不会心甘情愿地寻求改变，永远都不会为这个改变而付出艰苦的努力，也永远不会真正地减肥成功。

我在之前从来不敢怀疑的是：我的胖也可能不是遗传？我觉得接受"胖是遗传"的说法，能让自己更自在、更舒服，能让自己免于自责。

我当然相信遗传的力量，相信在很多方面基因对每个人有着难以违抗的影响，但我想说的是，也许，很多肥胖家族的人并不仅仅是在基因的作用下变得身材相似，他们同吃同喝很多年，饮食观念、饮食习惯高度相似，后者的作用也许更大呢？你一定见过夫妻两人身材相像的例子，他们之间有什么遗传的可能？

也许，我的胖不是遗传，而是习得，是习得性肥胖？因为习得了妈妈的饮食态度和饮食方法，才让自己的身材越来越像她。我大胆地猜测。

而我为什么一定要像我妈呢？对这个问题的思索给我带来了更大的收获。

体重管理是夺回人生自主权的一个标志。

当我放任自己狂吃乱吃时，看似百无禁忌、随心所欲，其实并没有获得真正的自由，而是欲望的奴隶、坏习惯的奴隶。

那种状况下，岂止体重和身材失控了，我的整个人生其实也处于缺乏管理的失控状态，只不过，良好的工作业绩麻痹了我对人生真相的追寻。

第二篇
瘦身之旅
Chapter 2

减肥，从自我接纳开始
战胜"黄昏焦虑"，减肥事半功倍
从减肥到体重管理
断食，轻食，轻断食
平衡责任感，远离中年发福
减掉五十斤的五个心理秘诀

减肥，从自我接纳开始

< 1 >

　　对于我的身材是遗传还是"习得性肥胖"的思索，为我打开了一扇窗户，在此之前，我一直以为是遗传决定了我的胖瘦，而且是百分之百因为遗传啊！当然我们也的确看到过很多家族性肥胖的例子。我们先不否认遗传有一定的作用，接下来，如果遗传对胖瘦有影响，那么这个因素和饮食习惯、运动习惯相比，对身材的影响到底孰重孰轻？以及，就算有遗传的影响，后天通过饮食习惯的改变、运动方式的矫正，是否可以改变肥胖的结果？这些都是我在确定自己是否是"习得性肥胖"时多次思索的问题。

　　我不敢说我发现了造成肥胖的遗传性因素可能不如我们想象的大，只能说，我看到了在同一个家族中，"习得"的强大影响力。我妈妈对食物的态度以及和食物的关系对我有很大影响，可以说，我"习得"了她的态度，也"习得"了她的习惯。她不开心就多吃，用食物安慰自己，我也是；她吃东西由着性子，根本不考虑对身材、对健康的影响，我也是；她觉得她的父母亏待了她，没有好好喂养她，必须用力多吃才能有所弥补，我其实也是。

我的减肥过程是伴着心理治疗一起进行的，但我并不是最初就意识到两者之间有什么必然联系。减肥开始后，旧习惯的打破让内心的伤痛受到了触碰，心理上的不适也成为减肥最大的阻力，所以，才不得已寻求治疗。

主动寻求心理治疗的人都是勇敢的，我其实一直缺乏勇气，不然也不会拖到人到中年才开始面对。

和我的好朋友《心理月刊》的王小屋谈话之后，我就试着接受这样一件事：我的妈妈并没有那么爱我，她不够爱我不是因为我不好、不值得爱，而是她缺乏爱的能力。

说实话，之前几十年我一直不敢面对的这个问题，就像一个疮痈，一旦被别人挑破，疼痛过后，反而是轻松。直面真相后，我觉得自己的睡眠开始变好，不再经历折磨我很多年的相同的梦境：被妈妈数落，无力还嘴，委屈得想哭又哭不出来，于是奋力挣扎，被老公推醒后已是满身大汗、满眼含泪。

我不再纠结她为什么不爱我？她凭什么不爱我？她怎么可以不爱我？而是接受她不爱我的这个事实，并且理解她没有爱我的能力。接着，有两个问题需要我思考：第一，她不爱我，我还要不要爱自己？第二，她不爱我，我还要不要爱她？对第一个问题，我毫不犹豫地做出了肯定的答复；对第二个问题，我允许自己不那么快地给出答案。

关于如何和妈妈相处，我觉得我仍需要学习、摸索、试错，毕竟，我们之间积怨太深，不是一句既往不咎就能轻易化解的。而关于如何爱自己，我感到了十足的信心和能量，因为，这毕竟是我自己的事，不用协商、不用妥协。要知道，这世界只有一个"自己"，而我们对这个世界的全部感知都源于对自我的认识。构成自我的元素，包括身体、情绪、思维、记忆，等等。如果我们对这些元素不认可、不接纳，那对于一个生命个体来说，将造成巨大的遗憾！

我如果要准备接纳自己，首先要接受成长过程中的不愉快甚至创伤经历，接受有一个不太爱我的妈妈，接受自己曾经因为缺爱而暴饮暴食，并且已经成了一个150斤的大胖子。在足够的自我接纳之后，要允许自己变得更好、更幸福、更苗条，允许自己"背叛"母亲，不再"克隆"她的人生，不再认可她的思维模式，不再模仿她的不快乐，甚至，不再害怕做一个胖母亲的瘦女儿。

是的，有时候，成长不得不从"背叛"开始，尽管这不是我们想要的最理想的成长模式，但是，如果我们的上一代没有成熟到允许我们成长，鼓励我们成长，我们就不得不付出"背叛"的代价来完成成长。这个过程可能不会一帆风顺，可能会充满纠结与痛苦，但请相信我，这一切都是值得的。只有这样，你才能领略到生命成长的无限风光，你才没有辜负生而为人的宝贵机会，你才不会辜负上帝给你的人生使命。

我的"背叛"首先表现在我不再因为妈妈不开心就不敢开心，我不再被她的情绪所左右。每次回家探望她，如果她还是忍不住述说我外公最近又做了什么事怎样怎样惹她不开心了，我就静静地听着，默默地感受她的情绪，理解、同情，不过分评价，等她情绪舒缓后再离开。出门后，就把这件事完全放下，不再像以前那样，被妈妈的情绪迅速感染，一下子变得消沉低落，要么给老公打电话抱怨，要么找妹妹诉苦，总之，不仅自己变得不开心，而且还要继续"污染"别人。慢慢地我能做到：一出我妈的家门，就把她的情绪和我隔离开，不再害怕不和她的情绪同步，而是想看电影就看电影，想和朋友聚会就聚会，不再因为莫名的愧疚而不敢享受自己的快乐，我学着成为自己情绪的主人。

我的"背叛"还表现在我不再害怕不像妈妈。我的眉眼、肤色更像父亲，很多人都觉得我不像我妈，这曾让我很惶恐。后来，我变得越来越胖，从身材上就迅速接近了我妈，让别人产生"远远一看就是谁谁的女儿"这种感觉，而别人的这个评价让我感到安心了许多。这种心理许多儿童都有，他们最害怕的就是这类玩笑——"你看你和你爸爸妈妈长得不像啊，他们是双眼皮，你是单眼皮，你其实是从大街上捡回来的。"好些孩子会吓得哇哇大哭，恶毒的大人则哈哈大笑。其实小时候没人和我开过这种玩笑，但我却在母亲领养儿子之后出现了幼童才会出现的心理，害怕自己不像妈妈，不惜让自己变胖来更像妈妈，以此来减缓焦虑，以此来让自己确信不会被亲生母亲"抛弃"。这样的心理退化，不能不说是一种轻微的PTSD（创伤后应激障碍）。

我曾经因为害怕不像我妈而在外形上模仿她，潜藏于心的对于被抛弃的恐惧让我失去了做自己的能力。而自我接纳带给我的成长是：我可以不像她，无论身材外形还是生活习惯，无须恐惧，也无须愧疚，我用不着非要像她才能证明我是她的亲生女儿，相反，我可以长成我自己想成为的任何样子，从里到外，从身材到灵魂。

< 2 >

自我接纳中有一个重要内容就是——接纳自己的情绪和感受，不去批判它们。

在漫长的青春期，我一直跟自己的情绪和感受做斗争，我不允许自己出现"不应该的""不对的"情绪和感受。当然这听起来相当荒谬，我当时并不知道自己在干什么，只是不自知地克制和压抑不喜欢的情绪和感受。

比如，大学时看周围好多同学享受爱情的甜蜜浪漫，我心有羡慕，却立即自我指责："为什么不安心学习，却要想这些乱七八糟的事？"于是不允许自己回应男孩子的示好和追求。参加工作后，难免会出现倦怠情绪，每当这时，心里立即有声音进行自我批判："你看看你现在的样子，整天懒洋洋的没出息！"还有，面对母亲一次次的攻击甚至无理取闹，我其实早已厌烦透顶，但却不允许有不满的情绪产生，内心一遍一遍告诫自己："我怎么能如此大逆不道？天下无不是的父母，母亲再怎么做都是对的，我不能做忘恩负义的坏女儿，我没资格批判母亲。"

强大的自我批判机制让我出现了理智和感受脱离的危险状态，我不接受自己的情绪和感受，也不相信感受传递给我的信息，我明明感觉不到爱，却要强迫自己确信真的有爱，明明感觉到受伤之后的疼痛，却不允许自己承认被伤害的事实。

这样固执的不接纳让我的身体出现各种不适，所有不被接纳的情绪没有自动消失，它们被深深地压抑，这种压抑导致我失眠、焦虑、疑病，以及暴饮暴食。以往，我只看到病症的表面，没看到背后的情绪问题，所以，吃很多药也治标不治本。就连肥胖这个看似不是病症的身材问题，也因为根源在于被疏忽的感受和情绪，所以，在我不能接纳自我时，怎么努力也减不下去。

学习自我接纳，就是要在你感觉冷的时候敢于说"我好冷"，不管别人是否觉得冷；在你觉得好累时，允许自己好好休息，而不是质问自己为什么这么懒惰；在你看到美好的异性而心旌摇曳时，承认自己想谈恋爱了；在你受到伤害时，允许自己表达愤怒、抗争，不管伤害你的人打着什么样的旗号，和你是多么亲密的关系。

对感受的接纳会让我们的内心安静下来，这是与自己和解的一条捷径。没有什么比喜悦时不允许自己高兴、愤怒时不允许自己发怒、悲伤时不允许自己难过，更让我们产生自我分裂了。说到底，感受没有对错，任何人不能批判别人的感受，自己也不能批判自己的感受。

学习自我接纳让我慢慢地不为难自己，允许自己有各种感受的发生，没有什么应该不应该，没有什么正确与错误，所有的情绪和感受都值得我们百分之百地接纳和尊重。

这样的接纳让我的内心减少了冲突，我不再批判、压抑自己的感受，反而让它们没有那么强的反作用力，在心里停留一段时间后，会自然地慢慢变淡，乃至消失。压抑很久的情绪也在充分的自我接纳之后，开始破冰消融，焦虑和恐惧都大大减轻。

这些看似和减肥无关，其实大有关联。因为减肥所需要的意志力是可以通过训练得到增强的，减少压力就能极大地提高自控力。缺乏自我接纳使我们长期处于压力之下，压力和多巴胺联手，会让我们失去理性，被本能支配，让我们在意志力匮乏的状态下暴饮暴食，懒得运动。

自我接纳之后的轻松对身体和心灵都有疗愈作用，它让我们充满自信，也知道自己能力的边界，不苛求别人，也不苛求自己。对于包括减肥目标在内的任何目标，都可以表现得既有坚定的信心，又不急于求成，有一种气定神闲等待开花结果的沉静气度。

< 3 >

接纳自我后，我必须做出的改变就是放弃妈妈的习惯，建立自己的

习惯。

改变旧习惯和建立新习惯是减肥过程中同时要做的两件事，只有接纳自己才能让我们有力量去做好这两件事，并渡过减肥不同阶段的道道难关。接纳自己在整个减肥过程中的作用主要体现在以下两方面。

首先，自我接纳比自我嫌弃更容易帮我们实现改变。

不接纳自己的被迫改变，因为带着悲情，带着委屈，带着"不得不"，从一开始就几乎注定了失败的结局。有些人是因为别人的嫌弃而开始减肥的，他们内心也嫌弃自己；有的女性是因为老公出去拈花惹草，对自己的身材外貌产生了认同老公看法之后的强烈自卑，带着一腔悲愤开始减肥；还有的人是想借着减肥挽回变了心的恋人，或者让前任后悔。以我的经验来看，大多数情况下，减肥之后该不爱的还不爱，分手的也未必追得回。所以，在决定减肥的最开始，就要清晰地告诉自己，减肥是讨自己喜欢的事，不一定能讨了别人喜欢。

而且，减肥这档子事，不可能一蹴而就，减肥的过程中，既需要科学的方法，也需要足够的心理能量，自我接纳会让人充满能量，这能量会一直伴随你一步一步战胜各种挑战；同时，减肥也不是个一劳永逸的事，减过肥的人都知道，减肥容易保持难，只有自我接纳才能让你不是因憎恶自己而改变，而是因希望成为更好的自己而改变，对于为改变而做出的努力心甘情愿，对于过程中可能要吃的苦没有怨言。特别是自我接纳之后的心灵宁静，会帮助我们积累足够的意志力、自控力，确保可以把减肥以及保持健康体重长期坚持下去。

嫌弃自己有时会让人因为害怕别人不喜欢而改变，但真正的进步不是被不满和焦虑驱赶着，而是被美好的目标吸引着，真正的进步是带着自我接纳去体会成长的喜悦，而不是达成目标后对于亏欠或伤害过自己的人产生报复似的快感。

其次，自我接纳会引导我们尊重规律，不做伤害身体的傻事。

很多人对减肥速度有不切实际的要求，对自己的意志力有过高的预估，对于身体运行的规律、心理调节的规律不尊重也不了解。看似是对健康科学的无知，实则是因为没有充分的自我接纳而有选择地自欺欺人。

自我接纳之后的减肥，会让我们更愿意接受真相。真相就是：肥肉不是一天两天长出来的，也绝不可能短时间减下去；真相就是：你的意志力不会比别人更强，身为胖子，有可能更低，所以，别人很费力的事，你不会轻松达到。

所有的健身会馆之所以敢过量发卡，20台跑步机推出200张卡，就是和人性对赌，它赌的就是所有人不会每天都来，赌的就是大多数人都会在新鲜几天后半途而废，不然，所有会员都坚持每天去，它的场子哪能容得下！知道这点，不是不去办卡，而是不在最开始期望过高，要制定一个更现实的目标，比如一周去两三次，或者，寻找一种自己更容易坚持的运动方式。

自我接纳就是要时时提醒自己"你是个普通人"，如果违背科学规律追求过快减肥，你的身体会被严重伤害，一夜暴瘦其实和一夜暴富一样潜伏着危险，根本不值得追求。

有个减肥失败的姐妹对我说："我对自己特别失望，我什么都没干好，怎么连个减肥也减不成功呢？别人轻轻松松减掉十几斤二十斤，我怎么就这么难呢？"我对她说："没有人能轻轻松松减肥成功，只是别人付出的你不知道罢了。而且，正是你把减肥想得轻松了，才把目标定得过高，对困难估计不足。"我们要时时提醒自己，减肥不是证明自己的手段，也不是和别人攀比的项目，你把减肥当作自己的私事，不急于求成，不和人比较，也许结果会更好。

自我接纳不足的人在减肥受挫后容易迅速陷入自我否定之中，也许，正是过高的预估才导致减肥失败，那种挫败感会让他们不敢再次尝试。我在减肥 20 多斤后出现过一次反弹，长了足足 8 斤，当时也产生了很强的恐慌感和挫败感。在不断学习对自我的接纳之后，我接受了作为普通人的我，必然会犯普通人的错，这没什么。其实，对永不犯错的期待和对永不反弹的渴望一样，都是病态的，犯错不可怕，改了就行。反弹也不可怕，再减回去不就完了？

< 4 >

二战时期，美国著名神学家尼布尔的一段平静祈祷文曾流传甚广，安

慰了战乱时期很多人的内心，我对这段祈祷文特别喜欢。他说："愿上帝赐我宁静去接受那不可改变的，赐我勇气去改变那可以改变的，并赐我智慧能区分两者的不同。"

接受和改变是我们人生的必修课，都不简单。更难的是如何区分两者的不同。

之前的很多年，我一直在试图改变那不可改变的事，不肯接受妈妈就是这样一个妈妈的现实，甚至有好多次在心里问："上帝啊！你为什么要给我这样一个妈妈呢？哪怕她没什么文化，像我外婆一样，只要爱我，不挑剔我，我都会非常开心。可你给我的这个妈妈，她怎么会让我痛恨自己是女孩，甚至都后悔自己出生呢？"我的"不愿接受"让我和上帝较劲，我的"不愿接受"让我和妈妈的关系充满张力，我很紧张，妈妈想必也不轻松。

接受是一个过程，是一个变得谦卑、柔软的过程。我慢慢接受了妈妈就是这样一个妈妈时，反而能看到她被层层异物包裹下的爱了。她有爱的意愿，只不过缺少爱的能力。所以，如果我说我的妈妈不爱我，她听到以后一定会非常难过！我现在更愿意表述为，她很想好好爱我，但有时候的确力不从心。

我在接受了这个曾经以为永远都不可接受的事实之后，内心反而变得强大起来。当我不再为"不可改变的事"耗费心力，才聚集起了"改变那可改变的事情"所需要的能量。我在无数次思索和求证之后才慢慢确认，我的令人气恼的体重，我的刹不住车的肥胖，不是不可改变的被遗传因素锁死的宿命，而是属于可以改变的事情。从这一点看，接受"不可改变的"事情，不是消极的、被动的示弱，而是在为"改变那可以改变的"蓄积力量。自我接纳的意义也正在于此。

缺乏自我接纳会使我们有一种对缺陷过于执着的关注，比如我，一直把焦点放在无力改变的痛苦经历和人生缺憾上，忽略了自己其实拥有很多值得回忆的温暖的过去，甚至忽略了自己有许多比别人更幸运的人生奇遇；缺乏自我接纳还会让我们不能很好地认识自己能力的边界，比如，有些人立志减肥后常常夸下海口，觉得自己在短时间内就能减掉三五十斤，七八十斤，看起来豪气冲天，实则是不接纳自我的另一个表现，是用不切实际的远大目标吸引别人注意力，赢得虚假的赞赏，对虚弱的自我进行强力安慰和心理补偿。

"接受不可改变的"，需要放下自己的执拗和不甘，承认人生在世必会有不圆满，承认任何人都会被辜负、被轻视，不再幼稚地幻想靠努力就能挽回一切。"改变那可以改变的"，需要的是为自己负责的勇气，承认是自己的疏忽或懒惰造成了某些人生缺憾，承认是自己的不敢面对才使问题拖延至今。深入地思索和探究，以及敢于否定自己的批判性思维，则会帮助我们区分两者的不同。

我首先要学着接受我的母亲就是这样一个母亲，她因为她的人生经历而不能好好爱我，我也接受自己因为不被母亲认可而苦毒、抱怨的过去，我还要接受自己有肥胖的遗传基因，所以，不可能吃喝随意还能保持苗条身材，我也接受自己减肥的意志力并不优于常人。这样的接纳之后，我会把眼光转向"可以改变的"事情上，我的肥胖的身材是可以改变的，我的爱抱怨和挑剔的性格是可以改变的，我和母亲相处的方式是可以改变的，我的"凡事往坏处想"的思维模式是可以改变的。

在这个基础上再谈减肥，就不仅仅是减轻体重、减出腰身这么表面的事情了，它是让我的人生发生改观的序曲。

战胜"黄昏焦虑"，减肥事半功倍

< 1 >

在减肥过程中，"管住嘴"意味着健康饮食、节制欲望，这一点在刚开始时似乎特别难。我一直把食物当作朋友，它们在我伤心时安慰我，绝望时陪伴我，开心时犒劳我。我对食物的依恋是自我疼爱的最可靠最直接的方式，现在让我收敛对它们的热爱，甚至疏远和它们的情谊，这太不近人情了吧！

而且，减肥期间由于节制饮食带来的饥饿感会使人诱发"黄昏焦虑症"，那种体验的难受程度会把之前的万丈雄心瞬间压制下去。"黄昏焦虑"发作时，你对食物的渴望成为压倒一切的第一需求。

我对此深有体会。减肥开始后，每到黄昏时分，不仅肚子饿，而且情绪低落，悲观难过，甚至烦躁厌世，整个人变得没着没落的，意志力降到很低，想发脾气，想为所欲为，不想对自己有任何约束。这个时候，一杯可怜的酸奶，一把少少的坚果，外加一盘缺少油星的蔬菜沙拉，根本激不起我丝毫的兴趣，我要的是好好吃一顿，越是油炸的、高脂肪的、味道浓烈的，越能激起我的兴奋。每当这个时候，我心里都有一种不管不顾的疯狂感，有一种想大吃特吃的报复感，也不知道这种情绪是冲着谁的。

"黄昏焦虑症"原本是针对婴幼儿在黄昏时刻的烦躁、哭闹的症状总结，但是，有些成人也会在黄昏时刻出现情绪严重失调的状况。台湾艺人刘若英就有过被"黄昏焦虑症"困扰的经历，白天一切正常，每当黄昏降临，焦虑、恐惧的感觉就开始出现，那种失控感甚至让她在一段时期内不得不拒绝外出，只能在家里待着。

我有过多年失眠、焦虑的经历，也被疑病症困扰很久，2006年减肥开始后，由此引发的"黄昏焦虑"现象变得严重了。

我前文提到的那次经历——突然饿得失去理智，拉着老公跑到饭店狂点九个菜——其实就是"黄昏焦虑症"发作后的失控表现。那次失控之后，我意识到，如果这个问题得不到解决，节制饮食其实很难做到。

"黄昏焦虑"的生物学解释是这样的：在黄昏时分，人体内用于缓解压力的激素，比如 5- 羟色胺（又称血清素）、肾上腺皮质激素开始减少，令我们更情绪化、更脆弱。当血液中的 5- 羟色胺——一种让我们感觉良好的神经递质减少时，我们会毫不顾忌地去吃伸手可及的任何食物，并且彻底忽略它们的热量、脂肪含量。精致的碳水化合物会使血液中的 5- 羟色胺迅速恢复到正常水平，这也就是为什么很多胖人都是"主食控"的科学解释，奶油蛋糕、巧克力慕斯、甜甜圈，都是让人迅速感到幸福但却容易使人发胖的食物。

要想做到让自己的饮食尽在掌握中，首先要让自己的情绪是可控的。"黄昏焦虑"让我经常情绪失控，如果不能战胜它，减肥决心再大，食谱再健康，也是纸上谈兵。

我知道了自己最脆弱的时刻就是一天中的黄昏时分，在此期间适当进食是一个解决方案。同时，找到让自己走出"黄昏焦虑"的方法，才是让健康饮食能长期坚持的心理基础。

和婴幼儿的"黄昏焦虑症"相似的是，成人的"黄昏焦虑"现象也和当前处境有关。婴幼儿在妈妈陪护的情况下，情绪就比较平稳；反之，在黄昏阶段往往会哭闹不已，表现出安全感缺乏后的焦虑和烦躁。成人也如此，压力大的情况下，安全感缺乏的情境下，"黄昏焦虑"就更严重。

同时，成人的"黄昏焦虑"者往往有难以释怀的童年阴影。比如刘若英，童年时父母离异，一直在爷爷奶奶家长大，性格乖巧、敏感，尽管深得祖父母宠爱，但她一直活得小心翼翼。在这个基础上，如果有不愉快事件发生或工作压力增加，焦虑症的发作往往就难以避免。

< 2 >

很多长期受肥胖困扰的人可能和我一样，都是有过一些不愉快甚至是创伤式的过往经历的，但是我们习惯性地告诉自己：一切都过去了，我没事，我很好。令人想不到的是，这些经历留在我们身体里的记忆比我们想象的要顽固，不是那么容易就能摆脱、战胜的，有时，它们虽然不在意识层面，但压抑在潜意识深处的痛苦记忆会以出其不意的方式提醒我们它们的存在。如果不去正视它们、解决它们，它们既可能是我们暴饮暴食的原因，也会是我们减肥难以坚持的阻碍。

"黄昏焦虑"特别容易引发过量饮食和不当饮食。我认识的几个胖友，有的食量大得惊人，有的痴迷可乐等碳酸饮料，有的喜欢狂啖奶油蛋糕，还有的嗜食巧克力。他们时常在情绪低落时用一些非常容易引起肥胖的食物安慰自己。

西方的一些研究表明，在酗酒或者家庭不睦、关系混乱的家境中成长的女性，其大脑和身体会对食物异常敏感，尤其对 5- 羟色胺这种神经化学物质过于敏感。当人在进食精细的富含碳水化合物的食物时，比如蛋糕、饼干、点心、面包、炸薯条等，5- 羟色胺就悄悄地迅速从大脑释放进入血液。我们常说很多胖人都是"主食控"，确切的说法应该是"嗜好碳水化合物者"，他们的一个共同表现就是进食富含碳水化合物的主食类食物时，常常欲罢不能，似乎没有真正的饱腹感，特别容易暴饮暴食，其根本原因就是由进食这些食物促发的 5- 羟色胺的迅速分泌会很快让他们感到满足、放松。美国有个学者专门写了一本《土豆不是百忧解》（Potatoes，not Prozac）来探讨这类人情绪和体重之间的关系。（注：百忧解，一种治疗抑郁症、焦虑症的著名西药。）

我对碳水化合物不算特别迷恋，但我在情绪低落时常常喜欢大吃一顿来减压，过量饮食不可避免。我的偏爱是麻辣口味，川菜、湘菜都是心头好，火锅更是离不了。在烦闷、焦躁、压抑的"黄昏焦虑"时刻，冲到饭店，一通狂吃便迅速感到人生又变得美好了。都市里的很多人和我有相同的嗜好，因为辣味食品可以迅速让大脑分泌内啡肽，内啡肽也是一种神经递质，可以舒缓压力、缓解焦虑。问题是，麻辣菜系口味重，不仅油多、盐重，而且必须借助大量的饮料、主食才能解辣，辣味还特别刺激食欲，吃这类菜系，要想控制食量简直是不可能的。

"黄昏焦虑"曾让我的减肥进程步履维艰，它总是拖我后腿。有时，明明中午吃得很丰盛，但由于工作压力，在快下班时仍然感到饥饿难耐、情绪低落，必须靠很强的克制力才能抑制住放肆地吃一回的冲动。这显然不是办法，因为不断地克制，冲动反而更强烈，于是，就出现了不吃时想吃、吃完后懊悔的两难状况。

通过不断的学习和自省，我意识到自己的焦虑源于想去掌控那些根本掌控不了的事情。刚开始时，由失眠引发焦虑，是因为掌控不了自己的睡眠而焦虑；后来，当工作中出现很多无能为力的时刻，焦虑就更严重了。当然，还有更复杂的原因，我对自己和母亲在相处中的难堪、被动局面深感无奈，我一直无法达到自己希望的被母亲认可的状态，我无法掌控我和母亲之间的关系走向，这也是我深度的焦虑根源。

长期以来的母女关系不睦，让我常常有无力感和丧失价值感，这些感觉非常不舒服，以至于我更迫切地想去抓住什么，把握什么，证明什么。每个人都需要对生活有一定的掌控感，也需要从和他人的相处中获得价值感。我在母亲面前的无能为力和价值被贬，让我的掌控欲出现了变态式的旺盛，我几乎想在能插手的任何事情上弥补我在母女关系中失去的掌控权、价值感。我曾一度对自己的睡眠时间，对公司的人事变动，甚至对老公的交友习惯、儿子的学习成绩，都想"大权在握"，但是，我的不自量力没有让我尝到大事小事尽在掌握的满足感，却出现了越想掌控越失控的尴尬局面。

< 3 >

当意识到黄昏时刻想要大吃大喝不仅仅是胃口的问题，更是心理的问题时，我决定不再克制，而是揭开焦虑的盖子，看看下面到底藏着什么。

我的理智告诉我，对于一个早饭午饭都吃得很好、营养足够丰富的人来说，晚饭即使不吃也不会要人命的，可我为什么在黄昏时只要稍有饿意就好像丧失了理智，对饥饿怀着如此的恐惧？我对饥饿感的排斥是在躲避怎样的心理秘密？

　　某一天的黄昏，在饿意的驱使下，我又一次涌出了那种强烈的、想暴饮暴食的欲望。这一回，我沉住了气，我决定不再听从本能的驱使而奔向川菜馆，而是试着让自己什么也不做，静静地体会那种饿的感觉，以及随之而来的情绪。

　　我闭着眼，感到胃在咕噜噜转动，似乎有点空，头也有点晕，情绪低落下来。我慢慢问自己："你怎么了？除了饿，你还有什么感觉？"稍稍等了一会儿，我的心门似乎被打开了，我感到好多情绪在慢慢走出来："委屈"，首先是"委屈"，几乎是昂首阔步地走出来；接着，"挫败"也低着头出来了，它非常显眼，分明是要让我注意到它；接着，"羞愧"也羞答答地出来了，虽然不起眼，但我还是认出了它；最后，"恐惧"居然也混在里面出来了，它虽然有点不情愿，但还是出来了。

　　我一一看清了它们，便开始在心里和它们对话。

　　我问"委屈"，你怎么了？它说："我其实一直缺乏疼爱，你不知道吗？现在我这么努力工作，努力挣钱，不就是想让家人生活得好一点吗？结果，大家都觉得我开公司挣钱容易，谁花我的钱都不心疼，我能说什么？他们谁管过我渴了还是饿了，病了还是累了？今天我累了一天，想吃点好的犒劳犒劳自己怎么就不可以？""委屈"简直要声泪俱下啊！

　　我问"挫败"，它说："我这么努力，不就是想过上自由自在的好日子吗？可现在我连吃饭都要克制，还是没有摆脱忍饥挨饿的命运，我活得好失败啊！"

我问"羞愧"，它说："我没能力活出精彩的样子，胖成这副德行，活到这把年龄，还要靠饿肚子减肥，别人肯定在笑话我呢！"

最后，我问"恐惧"："你怎么也冒出来了？""恐惧"似乎有点难为情，但还是回答了我："说实在的，也不知道为什么，我就是有一种莫名的担心，总想着你是不是要把我饿死，或者饿出什么毛病？我知道这不合逻辑，可就是特别害怕啊！"

我从来没想到，自己的意识深处潜藏着如此丰富的讯息，深埋着那么多未被识别的情绪，当我只关注最本能的饥饿感时，这些情绪被压抑着、被克制着，当我不被饥饿感驱使时，才能看到这些情绪的存在。我的意识终于和我的情绪有了连接，我听懂了它们想要表达的东西，接纳了它们的存在。

接下来，没有失去理智的我就可以平静地吃东西了，喝了一杯酸奶，吃了一小袋美国杏仁，一盘加了油醋汁的蔬菜沙拉，还喝了一小碗日本酱汤。吃完之后，并没有立即感到饱足，但我不着急，等一等，因为医学研究表明，人的大脑接到胃部传递出"饱了"的信号，需要15～20分钟。果然，过了一会儿，我一点都不饿了，情绪也好起来。

这时候，我又一次和情绪对话——

我告诉内心的恐惧感："你看，没人要把你饿死，食品如此丰富的今天，害怕被饿死简直是被害妄想。"

我告诉内心的委屈感："别觉得委屈，别人也不容易，你付出努力取得了成果，有的人努力半天没成功的，跟谁说理去？"

我告诉内心的挫败感："有能力吃饭不是本事，有能力节制自己的食欲才是能耐。你主动节制饮食管理身材，这是值得骄傲的事啊！"

我还告诉心里的羞愧感："你减肥是想要活出更好的自己，这和年龄无关，谁会笑话这样的你？再说了，活好你的，爱谁谁！"

曾经深深困扰我的、由饥饿引发的"黄昏焦虑"，在这样一次抽丝剥茧般的自我对话之后，慢慢减轻了，无论是发作的频度还是强度，都失去了那种排山倒海的吞噬力量，而变成一个个可以驾驭的小浪头。之后，我也一直特别关注自己在饥饿时的心理活动，不再急着喂饱自己，而是耐心和饥饿的感觉共处一会儿，告诉自己："别急别急，没什么，你只是有点饿了，不是世界末日快到了，少吃一口死不了人，食物很充足，随时都能吃，不是不让你吃，而是要学着如何才能吃得更健康。"

< 4 >

无论是对我自己的探究还是对周围胖友的观察，我发现，对饥饿感的态度，直接关系到减肥成败。"黄昏焦虑"对减肥最大的妨碍就是它诱发

饥饿恐惧，这种莫名的恐惧会促使人毫无节制地大吃不健康食品。

我之后学习到的很多理论都帮助我改变了对饥饿的态度。比如，中国有句养生的老话："要想长生，肠中常清。"什么意思？就是不能让自己的肠道整天堆满食物残渣。这句话出自汉代王充的《论衡》，原文是："欲得长生，肠中常清；欲得不死，肠中无滓〔zǐ〕。"常年肥甘味厚的饮食结构，势必会让你一直处于饱胀状态，稍微一饿就立即大吃，不会给饥饿感留余地。这样的习惯只能使身体脂肪超标，脑满肠肥，哪来的"肠中常清"？

一直被现代人所排斥的"饥肠辘辘"，实际上有时是对健康有益的。由于食物的充分供应，现代人大多是上一顿还未消化，这一顿已经开吃了，根本不会想到主动去节制饮食，让身体适当地出现饥饿感。

我认识的一个胖友，坚持说自己食量很小，胖得很"冤枉"。我问她："你什么时候感觉到很饿？"她说："我从来没怎么感觉到饿。"其实，这就是问题所在，饥饿感是"肠中常清"的一个主观感受，有时候，饥肠辘辘是必须的。从来没感觉到饿，就是食物的摄入和消化没有呈现健康关系，说直白一点，我的那个胖友之所以从来没感觉过饿，是一直吃得太多太频繁，没来得及消化，她却自称吃得很少。

还有一个说法，国外的一个研究表明，饥饿会促进身体长寿因子的生长。这个观点让我不仅不再害怕饥饿，而且在饥饿难耐时心中竟充满喜悦，我告诉自己："太好了，我现在这么饿，长寿因子正在生长呢！多难得啊！食物有的是，想吃什么时候都能吃，但我得让长寿因子好好长一长啊！所以，不着急。"这种喜悦的接纳，让饥饿感变得一点也不可恶，甚至有几分可爱，也不再难以忍受，而是可以和平共处了。

如果减肥不仅仅是为了减轻体重，而是为了促进你去反省，督促你去看到不愿看到的真相，解决你不敢面对的问题，那曾经的肥胖实在就是上帝想借助减肥这件事来让你成长的幸事。

因为要减肥，我不得不节制饮食，遇到了"黄昏焦虑"的障碍，才下决心去寻找焦虑的根源，这一切看似阴差阳错，其实是偶然之上的必然，是成长路上的殊途同归。人的心灵和身体怎么能分开呢？心理学上讲的"心身疾病"，即心理问题引起躯体化症状，在很多人身上显现，由"黄昏焦虑"引发进食亢奋，进而导致肥胖症等一系列问题，是不是也属于这一范畴呢？

如果你也有这方面的困扰，我建议你积极寻求治疗。

我在经历了从减肥开始到心理治疗介入的奇妙过程后，不仅瘦身成功，而且创伤得到医治，人格获得成长，健康、家庭和事业都因此获益。我愿意分享我的这段经历，就是希望更多的人能借着减肥这个突破口，找到让人生反转的出路。

如果有条件，专业的心理医生、心理咨询师会给你很大的帮助，寻求这方面的治疗是爱自己的表现，也是有勇气的证明，不要对此畏缩回避；如果条件不允许，阅读相关心理学书籍，再加上不断的思索和觉察，也会让你很有收获。现在手机上能够订阅到很多高质量的心理学公众号，他们的文章对于心灵疗愈很有帮助，经常举办的一些"微课"和线下活动，花费不多，效果不错。

减肥不简单，它不是和脂肪的战斗，而是和内心的恐惧正面开战，我试过了，虽然不容易，但是胜利的果实格外甘甜。

从减肥到体重管理

< 1 >

我在 2005 年 11 月过了 38 岁生日后，开始动了减肥的念头，2006 年初开始行动，到 2007 年秋天，40 岁生日前，用两年时间减掉了 25 斤。成果非常不错，我很满意。125 斤是我结婚前的体重，对于一个 40 岁的女人，不算瘦，但也不算很胖。

减肥之后工作机会都变多了，好朋友易虹当时在一家多媒体公司做高管，盛邀我为他们的视频网站主持一档美食节目，节目播出后，好评如潮。当然，观众不会想到，看起来苗条有趣的主持人，两年前还是个大胖子。

我买了很多漂亮裙子，喜滋滋地向朋友们展示了减肥成果，然后就在心里对自己说："好了，大功告成了，不用再减了，以后这样保持住就行。"太多人经历过我这个阶段，大家以为减肥可以一劳永逸，达到目标后就可以"马放南山"，永远享受减肥成果。

然而，事实却很残酷。

我在125斤的体重上保持了一年后，慢慢放松了对自己的要求，总觉得多吃一顿不会怎么样，于是经常忍不住就去吃宵夜、烤串，午餐也开始变得油腻、量大。还有一个不得不说的原因，2008年秋天父亲去世后，我的情绪问题出现了反复，自责和焦虑症状再次加重，内心的消沉不仅让我渴望美食的抚慰，本来坚持得很好的运动习惯也变得三天打鱼两天晒网。不知不觉，我感觉到裙子的腰身变紧了，这才发现已经反弹了8斤，复胖到133斤。

在开始减肥之后的两三年时间，我意识到一件事，那就是不能对减肥的技术性问题以及减肥过程中的体重数字的起伏过于看重，减肥成果应该是我们消除心理阴影、建立健康习惯后的副产品，所以，我一直把弄清楚自己内在情绪的来龙去脉当成大事。通过不间断地学习心理学课程、参加心灵成长工作坊以及大量阅读老师和前辈推荐的书籍，我学着更好地了解自己，以期获得心理康复的能力。

这次反弹事件给我的反思是，我和大多数人一样，对减肥在认识上存在一个巨大误区：那就是把减肥当成一个阶段性的事件，从一开始就想着达到目标就收兵，从没想过长期和这事"纠缠"，因为，我们一直认为减肥是痛苦的，是一次不愉快的体验，是我们要达到标准体重之前不得不忍受的一个尴尬阶段。

这个误区恰恰就是导致很多人减肥失败的原因，和人生中的很多事一样，我们错就错在把"一辈子"的事当成了"一阵子"的事。减肥如此，经营婚姻如此，看书学习也如此。

那个阶段我正在学习人生的四个管理——时间管理、金钱管理、情绪管理和健康管理，我觉得减肥应该属于健康管理的范畴。既然是健康管理，就不是"一阵子"的事，肯定是"一辈子"的事，和其他三个方面一样，生命不息，管理不止。

如此思索之后，我就明白了为什么大多数人减肥不容易成功，而且少数成功的人最后也不免回到反弹复胖的深坑之中，因为，定义为"减肥"的这个行动，就是短时期内为削减体重而做的种种努力，而我们真正要做的是体重管理，体重管理绝不是短期的，而是长期的，终生的。

对大多数人来说，无论男女，抓好体重管理，健康管理就省了一大半的事。现代医学表明，人类当前的很多疾病都和肥胖有关，不是有句话这么说吗——"寿命和腰围成反比"。把体重管理好，血压、血糖、血脂、心脏都会保持在一个良好的状态。

不再是减肥，而是体重管理！

< 2 >

在这个关键问题上的拨乱反正，让我有拨开云雾见青天的感觉。我不再纠结于"减肥"啊"反弹"啊这些字眼，而是决定，努力在以后的人生中，管理好自己的体重。对于我们女性来说，体重管理得好，不仅健康有保证，腰围有保证，穿心仪的衣服展现曼妙身姿也有了保证！

我把体重管理、身材管理当作一个长期项目来看待，眼光立即变得不一样。

我认真评估了自己的饮食习惯、运动习惯和睡眠习惯，也总结了前段时期减肥成功的经验和反弹的教训，学会客观地看待自己的年龄、体质和意志力，不给自己提那些根本不可能长期坚持的要求，尽量结合实际情况制订可以长期坚持的计划。

某个电视台有一档挺火的减肥真人秀节目，每一季的节目周期只有三个月，所以，必须在有限的时间内让选手们大幅度减重，这样才有播出效果。电视人做节目的苦衷我能理解，说实话节目做得很不错，拍摄很用心，也充满正能量，从一个综艺节目的角度看没有任何问题。但我特别想提醒正在减肥或准备减肥的朋友们，他们的做法是特定条件下的无奈之举。他们追求的减肥速度决定了选手必须采取相对极端的手段，参加者每天要运动四五个小时，吃极少的低热量食物，这不是正常人在正常环境下可以长期坚持的，所以，效果势必是短期的。尽管每一季结束时，选手们在100天内动辄减去几十斤、近百斤的数字让人感到既震撼又励志，但是，一旦选手恢复正常生活，反弹复胖在所难免。据说第一季的参加者只有极少数的人保持了减肥成果，绝大多数参加者都迅速复胖到原来的体重，有位参加者离开训练营回到正常生活后的第一个月就胖了 30 斤。

可见，短期内快速减肥是一个诱惑，也是一个陷阱。

对于工作时间不规律的我来说，根本无法保证每天都抽出时间往健身房跑，所以，不妨结合实际把"日行万步"当作每日必做的运动方式，这虽然看起来不那么高大上，但胜在极易坚持，有伴儿更好，没伴儿也行，一双舒服鞋，一身休闲衣，无论公司楼下还是小区院里，抬脚就能走，到外地出差也照样可以完成。

饮食方面，我深知自己绝不可能超过三天一日三餐都吃味道寡淡的减肥沙拉，所以，我下功夫研发出几十种口味超赞又不会长胖的低热量营养餐。我之所以敢接受邀请做美食节目的主持人，是因为研发菜式也是我的一大兴趣和爱好，所以，我必须在菜式上多体谅自己的口味，同时兼顾热量摄入量，这样才能让自己不用因为减肥而"苦大仇深"地受委屈。毕竟，体重管理是一辈子的事，享受美食也是人生一大乐趣啊！

< 3 >

对减肥的认识提高到体重管理、身材管理这个高度之后，我的整个人

反而轻松了，因为"减肥"这个词给人的感觉就是打仗，是一场战役，一说减肥，空气里都充满了浓浓的硝烟味儿，充满了短期内必须达到目标的紧迫感。转变观念后，我对网上热传的"七日瘦身大法"，"五日速效减肥餐"不再有丝毫兴趣，对于"30天减去30斤"之类的热帖，都懒得点开看。我对自己说，七日过后怎么办？五日完了怎么办？为什么非要30天就减去30斤？那么着急干什么，有什么新戏等着我去当女主角吗？日子要一天一天地过，如果不能坚持好习惯，七日、五日、三十日的减肥效果无论多惊艳，很快就会烟消云散。我不再追求快速达成目标，只想把体重稳稳地管理好。

我为自己制订的运动计划是容易长期坚持的，制定的食谱也是可以长期坚持的，并不追求短期见效，这才符合体重管理的特质。

有朋友邀请吃火锅，该去就去，可以多吃蔬菜、豆制品以及菌菇类，少吃各种肉类，少用蘸料和油碟，过了嘴瘾也别太油腻。过瘾之后，第二天就要清淡一些啦，最好不要再吃任何炒菜和肉类，凉拌菜、白灼菜都没问题。慢慢地，拿捏住一个有松有紧的节奏，本着长期坚持的目标，按照变化及时调整菜谱，其实并没有那么大的挑战性。

想吃甜食的时候，不要克制，可以吃蒸红枣、蒸紫薯，那个网红产品"枣夹核桃"就是不错的选择。

想喝饮料，就自己搞一杯鲜榨蔬果汁，胡萝卜、西芹、苹果等，组合一下，没有防腐剂、添加剂、甜味剂，既满足了口腹之欲，还补充了维生素。我会在蔬果汁上浇一个酸奶盖头，撒一把现在流行的每日坚果干，口味真的很赞！网上热卖的不插电榨汁机，居家、上班、出差都可使用，便携方便。

其实，让自己既享口福又不长胖的方法很多，只要我们多留心，多学习，就可以慢慢掌握。

观念上的改变，让我把减肥变成了体重管理，不再制定严苛的减肥目标，只是每天把该做的事做了，不该做的不要做，该吃的吃了，不该吃的不要吃，日行万步，饮食有度。坚持了三个月，我的体重又开始下降，不仅把反弹的体重减下去了，而且，2010年之后，以每年减掉7~8斤的速度匀匀地持续减重，到2014年，累计减重28斤，达到了十分满意的105斤。

从150斤减到105斤，前前后后跨过了8年，也许比很多人希望的速度慢了许多，但我却觉得正正好，健康又舒服，特别是对皮肤没有一点损伤。快速减肥最可怕的副作用就是"瘦了十斤，老了十岁"，我没有因减肥变得面色黑黄、皮肤暗沉，相反，少吃油腻还让我变得清爽白净了。我看起来不仅瘦了一大圈，气色也比以前好很多，很多朋友都开始惊呼："你瘦了，而且变年轻了！"

这是体重管理的结果，而不只是减肥的作用。

我当然愿意分享我的方法和心得，只是周围好多胖友都不太想听。"啊？要一直坚持下去吗？什么？每天都要走一万步？永远都不能敞开肚子随便吃吗？天呐！我可做不到。"

怎么办呢，大家和我以前一样，把减肥当作一阵子的事，恨不得速战速决。

观念的改变是让我持续减肥，并保持成果的关键因素。正是放弃了把减肥当短期行为的错误认知，才让我找到了体重管理的方法。之后，一切就好像顺水推舟了。

在 105 斤的数字上保持了三年后，我在专家的建议下，有计划地增强肌肉训练，多做有氧运动，所以，从 2017 年开始，不仅日行万步，而且夜游千米，健步走和游泳这两项运动帮助我在半年左右练出了马甲线，腰身更紧致，体重又减了 6 斤，达到我这个年龄不敢奢望的百斤以下。

说实话，我自己都没有想到我能减掉 50 斤的赘肉，这不是我若干年前开始减肥时敢于幻想的目标，英语里有一句特贴切的话——"beyond your wildest imagination（超出你最狂野的想象）"，这就是一个 150 斤的大胖子，历经几年的体重管理，达到不可思议的 99 斤后的感觉。

< 4 >

体重管理最重要的是养成健康习惯，并终生保持。

健康习惯的建立和坚持，竟然产生连锁反应，让我在工作上、学习上发生了一些奇妙的变化。有一年，我为自己制定了每天必做的"五个一工程"：每天走一万步，吃一个水果，看一小时书，写一篇感恩日记，给爸妈打一个电话。走一万步和吃一个水果是为了身体健康，而看书、写感恩日记、给爸妈打电话，则是让自己心灵充实、关系和睦。这"五个一"的执行，让我的身心健康都有了特别大的改观，每天看一小时书让我完成了年阅读量 50 本的预定目标，写感恩日记治好了我的失眠、焦虑，给爸妈打电话让我和家人更亲近、更少误会。

减肥和体重管理成了我在人到中年时重新整理自己的催化剂。毕竟，活了很多年后，生活习惯、思维习惯良莠并存，就像一间住久了的屋子，就得定期打扫、整理、归置，甚至需要重新装修。

我在 30 多岁时对自己有过一次反省，痛苦地思索了半年多后毅然决然辞了报社的公职，为 10 年的记者生涯画上了句号。那一次我是通过转换职业跑道来实践自己的人生思索，并在之后发现了很多未知的能力，为自己展开了更大的平台。这一次，我是通过减肥和体重管理这个切入点，治疗自己的内心创伤，检视自己的心智模式，清理杂念妄念，梳理目标和手段，并且又一次在职业生涯上做出重大改变——42 岁时，关掉所有的公司，转行做咨询师、培训师。

体重管理是夺回人生自主权的一个标志。当我放任自己狂吃乱吃时，看似百无禁忌、随心所欲，其实并没有获得真正的自由，而是欲望的奴隶、坏习惯的奴隶。那种状况下，岂止体重和身材失控了，我的整个人生其实也处于缺乏管理的失控状态，只不过，良好的工作业绩麻痹了我对人生真相的追寻。

肥胖其实就是一个警示灯，它一直在闪，一直在提醒我有什么地方不对劲，我竟然置若罔闻了很多年，终于在临近 40 岁时，警醒了，并且在之后的这些年因着减肥开始对创伤的疗愈和心灵的探索。当然不早，幸运的是也不算晚。

体重管理的关键词是"节制"，如果做不到对自己的欲望进行节制，想吃什么就吃什么，想吃多少就吃多少，根本就谈不上管理。管理就意味着有约束，节制就是一种自我约束，所以，很多民族不同的宗教文化都把节制视为人的一种美德，比如《圣经》里鼓励基督徒在生活中活出九种美德，节制就是其中一种。

有了自我约束的习惯，明白节制对自己的身心都大有裨益，健康习惯执行起来就一点不难了。同时，在体重管理上获得的良好体验和心理收获会鼓舞我们在其他方面去规划自己、管理自己，让人生的各方面都处于良性运转。

学习体重管理这门功课，让我收获的岂止是减掉 50 斤赘肉这样的骄人成果！人到中年，难免会感到"人过四十天过午"，不由得着急心慌起来，女人更是如此，随着更年期的临近，眼看青春远去韶华已逝，难免心里犯急，一急，就容易失了优雅，失了从容，失了女人应有的沉静美态，"急火攻心"，"心急火燎"，咋听都不是好词。特别是在当今这个快节奏的竞争时代，大家压力都大，女人一着急，全家都上火。幸福的日子一定不是在急匆匆的压力下能够享受到的。

从急吼吼的减肥，变成稳当当的体重管理，这个认知的提高帮助我改变了自己的急脾气。

我不跟自己的体重较劲，不把赘肉当成敌人，内在的压力就没有了。而且，我不为自己制定苛刻的减肥目标，就不会在暂时达不到目标时残忍地对待自己。我不想每天一睁眼就只想着减肥，让它影响我悠然地享受生活；我也不再像以前那样，还没怎么着，先制造舆论，把动静搞得很大——我减肥呢，别请我吃饭啊！我减肥呢，这个东西我不能吃！我减肥呢，谁也别影响我！不用不用其实不用——不用那么大张旗鼓，不用那么妇孺皆知，静悄悄地减你的，有了效果你不说也看得见啊！

　　而且，减肥成功算得了什么，一直保持健康体重才是王道。

　　这就是减肥和体重管理的区别。

断食，轻食，轻断食

< 1 >

食物对我们意味着什么——果腹充饥、味觉享受、能量来源，还是温暖和爱的替代品？不得不承认，很多肥胖者和当年的我一样，与食物的关系错综复杂，纠缠不清，我们依赖食物，像依赖一段充满爱的关系。

如果一个减肥者一直没有厘清自己与食物的关系，他也许能坚持运动，但在控制饮食方面就很难做好。食物对于一个人如果有太多的象征意义，那么，让他少吃，他会非常非常难受。

与其说是对美食的热爱还不如说是对饥饿的恐惧，让我在节制饮食方面一直觉得很难。后来，一个关于断食的说法让我眼前一亮："只要彻底饿过一次，就不会再害怕饥饿的感觉了。"

这个观点和心理学在治疗焦虑症、恐怖症时的满灌疗法（flooding therapy）有异曲同工之妙。满灌疗法的思路是：当咨询者对某种东西感到不合常理的恐惧时，创造情境让他充分感受那种恐惧。这种疗法常常有奇效。

我对饥饿的恐惧也是不合常理的，特殊的成长环境让我对食物产生了心理依赖，缺乏食物给我带来的心理恐惧完全脱离了现实情景。我在前期的心理治疗中虽然对过去的创伤经历有了很好的观照，但是，对于饥饿的恐惧一直没有办法从根本上破解，断食理论的这个观点给了我解决问题的启发。

我决定尝试断食——一天，24小时。

我向相关的专业人士进行了咨询，他们给了我一些指导和建议。

那天我休息，家里就我一个人，老公上班，儿子住校。我的身体情况良好，没有感冒、发烧、头痛、牙痛，也不在生理期。一大早，我就告诉老公："今天我断食一天，你出去吃早饭吧，午饭、晚饭都可以约朋友了！"老公喜滋滋地走了，他巴不得有机会放松一下。

我洗漱完打开电脑，一边敷面膜一边浏览新闻，感觉时间一下子变多了。跳过早饭的感觉不错啊！

10点多，饿劲儿上来了，我喝了一大杯热水，缓解了许多。

开始看书，有点走神，总想去冰箱附近转悠。

中午 12 点左右，很饿，又一次喝水，两大杯，感觉胃很空了。打开冰箱，看到很多食物，水果、蔬菜、鸡蛋、肉，格外诱人，橱柜里米、面都有，燃气灶运转正常，想吃什么不能做啊？

忍了一会儿，决定睡个午觉，迷迷糊糊睡了四五十分钟，饿醒了。

接着喝水，第一次感觉白开水怎么这么好喝啊！好像身体特别渴。

下午一直专心看书、写东西，转移了我的注意力，似乎饿劲儿没那么明显了，不再像早晨那样脑子里总飘着各种美食的影子。

特别是，没有想象中的疲乏，精神还不错。当然，心里的确空落落的，好像缺了什么。

下午5点，又到了敏感的黄昏时分，我感到了饿浪滚滚，一浪高过一浪，心神不宁，又一次到冰箱区徘徊，打开冰箱，激烈的思想斗争后，决定吃点东西，于是，撕开一包榨菜，拿出一根手指长的榨菜丝，轻轻地咬下来三分之一，剩下的三分之二放到了一个小碟子里。

就这么一小截榨菜丝，简直救了命啊！我根本舍不得吃，就含在嘴里抿啊抿啊，舌头的味蕾全线开放，咸味、辣味、榨菜的香味，浓郁到让我不敢相信，我感觉自己的味觉从来没有这么灵敏，那种幸福感简直无法用语言来形容。

把榨菜头呸摸到没有味道了，才依依不舍地嚼了几下，咽了下去。

之后，整个人就满血复活似的，恹恹的感觉完全没有了，又喝了几口水，就开始在电脑上回复邮件了。

晚上 7 点，又吃了三分之一根榨菜，很享受它的味道，咂摸许久。

接着喝水，看电视，似乎不再感到饥饿了。

9 点多老公回家，问我果真一天没吃东西？我说还是吃了一点，然后端起小碟子向他展示那段榨菜丝，告诉他，已经分两次吃了三分之二了，睡觉前我会把剩下的这最后三分之一吃了，当宵夜。老公感到很恐怖，他说："别硬撑着，咱们可以叫外卖啊！"

快 10 点时，我开心地吃了那段小榨菜丝，刷牙睡觉。

当晚，睡眠安好，没饿醒，也没做以前经常做的看到美食却吃不到的"噩梦"。

< 2 >

这次的断食经历让我一下子探到底了。

就好比你一直觉得有口井很深很深，好像深不见底，深到你感到害怕，然后有一天，你用绳子拴了个石头扔了下去，探底之后发现，它的深度在你的绳子长度之内，你一下放松了。

我的亲身经历真的应验了那个观点："彻底饿过一次，就再也不害怕饥饿的感觉了。"

断食一天后，第二天随便吃点什么都香得要感激涕零，一口清粥，几口小菜，以前觉得味道很寡淡，现在吃下去，觉得回味无穷。

断食一天的确也有一定的减重效果，体重秤上显示轻了2斤，但我反倒觉得这个效果并不重要，这次经历的可贵之处在于：从此之后我不再对饥饿怀着极大的恐惧感，也消除了对食物的那种莫名的依赖感。

之前一直以为，如果24小时吃不到东西，我可能会疯掉，会非常痛苦难受，要经历无法想象的折磨，会让我濒于崩溃，出现昏厥休克也有可能，甚至觉得我根本不可能坚持下来。因为根据我以往的经验，一顿不吃都要死要活的，三顿不吃，那还不出人命啊？

可是，我竟然做到了，如果不算那根榨菜，我确实整整一天没有进食。

而且，没有想象中那么难挨，没有想象中那么痛苦，甚至没有想象中那么饿。断食一天后，不仅没有任何身体上的不适，反而觉得精神不错。第二天，饮食肯定清淡，因为，你已经从本能上不贪恋油腻东西了，随便有点盐味、菜味、谷物的清香，就满足得一塌糊涂。

很多经常实践断食的人说，通过断食，慢慢地就能判断出自己——

是饥饿还是无聊，

是饥饿还是疲倦，

是饥饿还是嘴馋，

是饥饿还是口渴。

我也有这样的体会。曾经——在饥饿时，我想吃；无聊时，我也想吃；疲倦时，我还想吃；嘴馋时，我更想吃；就连口渴，我也会以为是自己饿了……

很多人都跟曾经的我一样，在根本不需要食物的时候，毫不思索地往嘴里塞东西，所以，肥胖才不可避免地成为"现代病"。

适当地切断这个看似不可中断的进食节奏，停一停，别紧张，试着去体会早就陌生的饥饿感，让身体和心理适应十几小时甚至几十小时停止进食的状态，你会真切地看到饥饿的本来面目，它其实并没有那么可怕，是上一代或是上上一代遗传下来的"饥饿记忆"，让我们高估了它的力量。

所以，无聊时就找点有意思的事，疲倦时就好好休息一下，嘴馋时可以用健康低热量的零食哄哄自己，口渴时就大口喝水——关键是，你的身体要能识别它们和饥饿之间的区别。

这次断食让我探到了底。探到了那口深井的底，我便不再对它怀着莫名的恐惧。我知道自己的身体能扛住什么样的饥饿，也发现身体其实并不需要那么大量的食物，并不需要那么肥甘味厚、辛辣油腻的食物。

这次经历是我减肥过程中重要的分水岭。自此之后，我不再害怕饥饿感，我可以按照身体的需要而不是心理的需要设计健康食谱了。

我慢慢能区分什么是胃需要，什么是心需要。

我成了自己胃口的主人。

< 3 >

其实，断食不是什么新鲜事，人体就是为了应付断食而设计的。人类早期三餐不继，祖先们在"吃了上顿没下顿"的那几千年里，不会想到我们这些后代会对"偶尔的断食"如此恐惧。

实际上，间歇性断食对健康益处多多。

很多宗教都有断食的传统，比如：基督教的四旬期，犹太教的恕罪日，伊斯兰教的斋戒月，佛教僧侣则在阴历的初一、十五断食。他们的实践历史悠久，证明了断食对健康没有损害。与之相对的是，食物极大丰富的当下，人们似乎吃个不停，不再有挨饿的体验，但却无法感到满足。

大部分人每天至少要吃三餐，有人甚至在两餐之间还要享受扎实的点心，在正餐和点心之外也吃个不停、喝个不停——巧克力、糖果、小饼干，以及含糖饮料、碳酸饮料，把我们的胃撑得没有片刻歇息。

很多人认为，抛开宗教信仰的原因，在有能力大吃二喝的前提下，自愿暂时放弃食物而进行断食，是"不人道"的，是反常规的，是不可思议的，也是不值得尝试的。但是，近几年来，这种观念已被很多健康专家驳斥了。

英国BBC曾经播出一个纪录片《进食、断食和长寿》（Eat，Fast and Live longer），记录的是一个实验，实验者采用较温和的轻断食也就是间歇式断食的方法来控制体重、增强体质、减少致病因素。节目播出后，英国的《泰晤士报》《每日电讯报》以及美国的很多媒体都进行了相关报道。对于这个纪录片，不仅普通观众产生了浓厚的兴趣，而且为数不少的执业医师也表示愿意了解更多的细节，以便更好地帮助受肥胖所累的患者。

在这个纪录片中，一位参加实验的男性，身高1米80，体重170斤，在轻断食3个月后，减掉了18斤。实验前后所做的各项体检表明，参加者的身体状况在轻断食后有了非常好的改进，不仅瘦了，BMI降到正常数值，而且偏高的空腹血糖值（糖尿病高风险因素）也大大减低。

断食或轻断食的科学原理是这样的——

断食过程中长时间不进食，血液中的葡萄糖就会消耗完毕，如果不用食物补充，身体会动用糖原（glycogen），也就是稳定存放在肌肉和肝脏中的葡萄糖。只有糖原也用掉后，身体才开始燃烧脂肪。脂肪酸在肝脏中分解，产生一种被称为酮体（ketone bodies）的物质，这时候，大脑用酮体代替糖原，作为能量来源。刚开始断食时出现的身体不适，是因为身体和大脑的燃料必须从用惯了的葡萄糖及糖原，改为酮体，身体不习惯使用酮体，就会有各种不适的表现。比如，有的人会头晕，有的人变得情绪不稳，还有的人自称感觉怪怪的，反正就是不舒服。其实，这些都是正常反应。

这个纪录片播出之后，课题组的人又出版了一本名为《轻断食》的书，详细介绍了轻断食的科学原理、操作方法和经验分享，非常有指导意义。

参加实验的科学家是这么说的：轻断食让你在大多数时候照样享受美食。体重一旦下降，只要遵循根本的轻断食计划，就不会反弹。减肥只是轻断食的一个益处，真正的益处是可以长期改善健康，降低许多疾病的患病风险，包括糖尿病、心脏病、阿尔茨海默症、癌症。

我在经历过那次"榨菜丝断食"24 小时后，再也没有了对饥饿的恐惧，对于轻断食的要求，并不感觉是挑战，觉得自己完全可以长期执行。

没想到，记事以来最长时间的一次饥饿体验竟让我收获了很大的勇气和自信，以及对于身体更强的把握感。

< 4 >

很多人对"节食"这两个字有很大的误解，总觉得不人道、不科学。其实，节食减肥常常出现问题的原因不是方向错了，而是速度过快。

美国著名电视主持人欧普拉曾经用低热量饮食法在短短两个月减了60斤，从168斤减到108斤，当年轰动一时，但没过多久就彻底反弹回来，以至于欧普拉在节目里痛斥这种减肥法。

速度太快、急于求成是欧普拉减肥失败的原因。这和所有想快速减肥的人是一样的，名人也不能违反规律。

说实在的，不节制饮食怎么可能减肥成功？专家、大众都认可的减肥六字真经"管住嘴，迈开腿"，第一条说的不就是节食吗？现在很流行的"轻食"，说的又是什么呢？其实，说得再通俗一点，就是——少吃，少吃，少吃！

所以，真想减肥的人，不要再浪费时间讨论要不要节食、要不要少吃，应该把注意力集中在如何制定健康的、能够让自己坚持下去的节食方案。节食减肥没问题，有问题的是——不科学的节食方法和盲目求快的减肥心态。

我用过两种方法来实现少吃，把我的饮食习惯调整得越来越健康。（注：我本人在不同的时期，分别使用过这两种方法。个人建议，在没有专人指导的情况下，不要同时采用这两种方法来节食减肥。）

方法一："过五不食"。注意，不是过"午"不食，而是每天下午5点以后不进食

很多人肥胖的原因就是晚餐吃得过晚、过饱、过油，当年的我几年如一日地吃宵夜，晚上10点才开始大吃，不胖才怪。所以，我开始减肥后不仅戒了宵夜，而且，晚餐提早到下午5点之前。如果在家休息，可能会吃得正式一些，一碗粥配一碟青菜什么的；如果在单位，大部分时间也就是一个水果、一盒酸奶，或一根黄瓜、几片豆腐干，而且，一定要在5点之前食用完毕。

"轻食"的概念现在越来越流行，除了每餐都要注意营养搭配、少油少盐之外，我觉得对于健康减肥尤其见效的，就是"过五不食"，因为晚饭是最应该"变轻"的。"早餐是给自己吃的，晚饭是给医生吃的"——这样的说法，不无道理。

采取"过五不食"的轻食方案，每天的早餐、午餐是正常饮食，但是，你会在每天下午5点到第二天早餐前，有超过12小时的断食期，这对消耗脂肪非常有效。当然，"过五不食"后就不要熬夜，要尽量早睡——好习惯会带来更多好习惯。

方法二：5:2轻断食。即一周正常饮食五天，中间穿插两天轻断食

对于如何轻断食，我不是专家，但作为亲身实践者，有些经验想和大家分享。

轻断食的原则有两个：第一，一周用间隔开的两天作为轻断食日，比如每周一、周四轻断食，其他四天正常饮食；第二，轻断食日整天的食物摄入热量，男士不超 600 大卡，女士不超 500 大卡，相当于正常日进食量的四分之一。

关于食物所含的热量表，在网上很容易就能找到。举几个例子"吓唬"一下对此概念模糊的朋友，比如，100 克爆米花，427 大卡（也就是说，一把爆米花吃下去，轻断食日的热量指标几乎用完）；100 克奶油酥饼，523 大卡；100 克提拉米苏，263 大卡；100 克炸薯条，260 大卡；100 克薯片，529 大卡；100 克香草冰淇淋，190 大卡；100 克太妃糖，459 大卡；100 克牛奶巧克力，549 大卡。爱吃这些东西的人要注意了。

中国人爱吃的炒菜热量很高，因为，100 毫升菜籽油、玉米油等各类烹调油，热量都高达 800 多大卡。

与之相对的，有些食物的热量很低，比如，绿茶，0 大卡；花草茶，0 大卡；红茶，0 大卡；大白菜、卷心菜、胡萝卜、花椰菜每 100 克的热量只有 15 ~ 35 大卡，芹菜更低至 8 大卡。所以，各种凉拌或白灼蔬菜都是绝佳的减肥食品。

轻断食日这几百大卡的食物，要分几次吃、什么时间吃，都可以按自己的节奏和喜好安排。有人一天只吃一餐，有人跳过早餐吃两餐，还有人吃早、午餐，不吃晚餐，不同的人生活工作习惯不同，在恪守前面两个原则的前提下，可以随意。

在轻断食日，虽然可以吃东西，但也会饿，刚开始实践会很难熬，好在"第二天就可以正常了"，这个念头会让你忍得没那么辛苦。

有几个秘诀可以帮助你把轻断食坚持下去。

秘诀一：每个轻断食日都值得认真对待，食物要提早预备。

无论是在家休息还是工作日，要保证已经备好了该吃的低卡食品。我在工作日会把酸奶、豆干、胡萝卜和黄瓜条提前备好，上班前放进包里，防止自己在公司时因没有合适的食物而点了不该吃的外卖。

秘诀二：进食前等一会，进食时要专心。

饥饿感很强时，试着和它对抗 10 分钟，感觉一下驾驭饥饿感而不是被饥饿感控制的状态。开始进食后，要专心，你本来就没多少可吃的，漫不经心的态度会让你吃得快吃得多，满足感却不强，专心致志地细嚼慢咽，体会食物在唇齿间停留的感觉，品味每一次咀嚼引发的味道对味蕾的冲击，会让你吃得慢，吃得香。

秘诀三：让自己忙起来，这样就不会不停地想吃东西了。

把生活填满，就不会总想着把肚子填满。无聊、空虚、无所事事都会让我们不由自主地想吃东西，所以，有目标、有计划的人生才不容易失控。

断食的经历，让我不再害怕饥饿，可以驾驭饥饿感，而不是被它所掌控；轻食和轻断食，让我的饮食习惯慢慢变好了，这才是对一个减肥者最重要的。不盲目求快，才能建立习惯，养成可以坚持的习惯，减肥才会成功，体重才有可能长期管理好。

正常饮食时，我并不会像以前一样狂吃海塞，因为，胃的容量似乎变小了，比以前容易感到饱足；细嚼慢咽的饮食态度，使得享用美食的幸福感不是减低了，而是增强了；而且，比以前少了很多的进食量，不仅没有让我缺少能量，无精打采，反而让我神清气爽，充满活力。

附：轻断食日食谱参考

我在轻断食日的食谱是根据热量计算的常识，以及对自己口味的兼顾来设计的，大家可以参考，也可以按照自己的口味重新设计。

轻断食套餐 1

第一餐：即食燕麦粥一碗（加五六颗葡萄干或枸杞）

　　　　一个白水煮蛋或荷包蛋（加点日本酱油）

第二餐：清炖蔬菜（白菜、胡萝卜、青笋、南瓜等蔬菜，少油略炒后加水炖煮，加少许盐或生抽调味）

轻断食套餐 2

第一餐：一小份番茄炒鸡蛋（一个鸡蛋一个番茄，用少量橄榄油炒）

第二餐：白灼芥蓝或白灼油麦菜（加少量葱油、生抽调味）

轻断食套餐 3

第一餐：酸奶一盒，半根煮玉米，三个美国提子或一个小苹果

第二餐：时蔬沙拉一盘（西芹、胡萝卜、圣女果、黄瓜、彩椒等蔬菜生拌，调味用油醋汁而不是沙拉酱）

轻断食套餐 4

第一餐：牛肉汤（熟牛肉切三四片，开水冲汤，加香菜、小葱、少许盐调味）

凉拌香干黄瓜（加少许陈醋、香油调味）

第二餐：凉拌鸡丝 300 克（白水煮鸡胸肉手撕成丝，加生抽、香醋、蜂蜜调味）

生菜叶（免蘸料）

轻断食套餐 5

第一餐：蔬果泥一杯（胡萝卜、芹菜、苹果、梨、番茄，榨汁机榨后不用过滤，直接倒进杯子，加一盒酸奶，搅拌后食用）

第二餐：酸汤饺子（5 个水饺，煮熟连汤盛入碗中，加少许醋、辣酱调味）

轻断食套餐 6

第一餐：素包子一两，紫菜蛋花汤一碗

第二餐：芹菜拌香干一盘（芹菜去叶后顺纹切丝，香干切丝，加陈醋、生抽、少许香油调味）

轻断食套餐 7

第一餐：咸豆花一碗，茶叶蛋一个

第二餐：上汤娃娃菜一份（娃娃菜切长段，水开后入锅，水没菜即可。煮 5 分钟，放入切成丁的松花蛋半个，加少许盐出锅）

平衡责任感，远离中年发福

< 1 >

　　很多女性发现，35岁或40岁后，即使食量没有增加，体重也会增加，体形也在发生变化，腰围变粗，腹部脂肪堆积严重，胯部臃肿，后背变厚。这就是大家常说的"中年发福"。尽管"福"这个字眼听起来那么顺耳，但我们心里必须清楚，中年发胖绝不是福。

　　更年期女性的新陈代谢率比以前降低了10%～15%，这时身体变得容易把脂肪储存到细胞当中去。除此之外，雌激素分泌降低和食欲增加都是肥胖的原因。

　　庆幸的是，我从不到40岁开始减肥，并在之后的多年一直注重体重管理，在周围同龄人开始慢慢变胖的时候，我却慢慢变瘦，看到自己变得比当年那些苗条的人身材还好，心里难免有点小得意。但我更想强调的是，年轻时身材苗条并不代表你这辈子都不用担心身材走形，进入中年之后，你会发现发胖的趋势比预想的要凶猛。

中年发胖对健康影响很大，这一点很多人都有认知，体内脂肪过多会影响血压、血糖、血黏度，对心脏、肝脏、胰腺、胆囊都不利，过重的体重也会使关节病更加不好控制。

我想特别指出的是，女性进入中年后，身材发福并不仅仅影响美观和健康，如果对这个问题不予理睬、不予管理，它带给女性更年期甚至后半生的恶劣心理影响更是很多人想不到的。

有句话说"女人减肥不要命，男人要命才减肥"，说的就是有些女性为了减肥不惜伤害身体，而男人则是肥胖影响了健康才会减肥。可是，女人到了中年之后，既不会像年轻女孩一样为了漂亮而减肥，也不会像中年男士一样为了健康而减肥，她们中的很多人，人到中年时，把自己活丢了，只知道自己是妻子、是母亲，却忘了自己是谁。

去过日本、韩国旅游的人一定注意到这样一个现象，中国的年轻女孩一点不比日韩的姑娘差，无论长相身材还是穿衣打扮，但是，一些中年女性就比人家差远了，都是亚洲国家，人种一样，饮食相似，这个差别只能说是观念差别的产物。和日韩国家的大部分中年女性相比，有些中国女性身材臃肿，不会打扮，精神面貌不佳，外人一眼就能看出区别。

有些在年轻时非常注重形象的女性，结婚生孩子后就不再把形象管理当回事了，人到中年后更是变得满不在乎，心里的声音是："给谁看呢！自己舒服就行了！一把年纪了，何必受那个苦呢！"她们看似对身材的放弃实际上是对自我约束的放弃，而一个人一旦不再有自我约束的意识，很容易变得面目可憎，近几年在各处惹是生非的"中国大妈"，以一种"我就这样爱谁谁"的蛮横架势引起了公众的极大反感。如果每一个中年女性都知道，发胖的身材对她们心理的影响会使她们整个更年期乃至之后人生中的幸福指数变低，也许就会改变观念，重新重视自己的身材管理。

作为一个青春期就发胖，30多岁时体重一直在一百四五十斤的人，我必须说，减肥成功不仅让我在步入中年后降低了患病的概率，也让我在常年体重管理的过程中学到了以"自我约束"为核心的健康行为模式，特别是，随着更年期的到来，我的身体状况、心理状况不仅没有出现预想中的大滑坡，甚至可以说，比年轻时候还要健康愉快。我庆幸自己当年选择了正面应对挑战，也感谢一路上给我鼓劲的亲人、朋友、老师，但我更想做的是，把我的经历说出来，让那些一直为肥胖所困的人可以鼓起勇气做出勇敢的选择。

< 2 >

美国国立卫生研究院的研究员 Pemela Peek 博士在她的《年过四十防

肥胖》一书中指出了压力和体重增长的关系，并重点指出中年女性最常见的腹部脂肪堆积的状况会增加女性早亡的概率。

毫无疑问，人到中年后，压力似乎不由分说地就把你包围了。一些特定环境下造成的压力会更为显著，诸如：童年创伤的再现，追求完美的个性，夫妻关系的恶化甚至离婚、工作的烦恼，久治不愈的慢性病，子女关系的处理难题，以及自身激素水平变化所带来的影响。

所以，我强烈建议 35 岁以上的女性不论胖瘦，要开始管理体重、管理身材，年过 40 的女性如果超重、过胖，事不宜迟，一定要开始减肥行动了！

很多中年女性为自己在体重、身材上的不作为找很多理由，她们觉得家里、单位有太多的事要处理，有太多的事要操心，"哪有闲工夫减肥"！对于自身的体重问题、健康问题，她们的排序非常靠后——老公的事，孩子的事，单位的事，娘家的事，婆家的事，哪件事都可以排在自己的事之前。实际上，有体重问题的女性恰恰存在一个导致她们发胖的心理因素：分不清自己的责任和别人的责任。

医学研究表明，位于腹腔神经丛区域的第三情感中枢影响着所有的消化器官，包括胃、肝、胆囊、小肠和大肠上段，通常，有体重问题的女性在第三情感中枢都有着难以解决的问题。第三情感中枢的健康依赖于对自己的责任感和对别人的责任感之间的平衡，以及自尊和自重。无论我们对他人过于关心还是根本就不想承担责任，都会对这个区域的健康产生负面影响。

我的经历就证明了这点。身为家里的长女，我从小被要求承担更多的责任，母亲领养儿子后，要求我不仅对父母尽孝、对妹妹帮助，对她的这个儿子也要尽力照顾。我辞职后自己做公司，我妈更是要求我对她家族里的亲戚们都能给予经济上的援助。小到装阳台，大到孩子择校、办户口，七大姑八大姨的家事似乎都变成了我的责任，出钱出力出主意，责无旁贷。

我在相当长的时间里没有做到厘清责任的边界，一方面想在母亲面前证明自己很有能力，一方面害怕家族里的人怪我"为富不仁"，为此我承担了很多原本不属于我的责任。而且，这种大包大揽的态度使得他们对我的一切帮助都视为理所应当，提出的要求也不断加码，我似乎听见他们的内心想法："反正她有钱，反正她有这个能力，都是一家人，她就应该管我们！"

更令人匪夷所思的是，在这个不断尽责的过程中，我渐渐形成了给自己不断加压的"讨好人格"，在别人没有提出要求的时候，也主动"自找麻烦"，总想用过分尽责来讨好别人，为了让大家开心、满意，总是越界去"逞英雄"。当然，这样做的结果是模糊了亲人之间的关系边界，别人也并没有对我的付出有什么感谢。

不能不说，从小养成的责任感强的性格让我在学习、工作中都有收益，我也曾经很享受"自己的能力可以帮助很多人"的感觉。但是，责任感边界不清的问题对我的健康产生了很多负面影响，准确地说，影响了我的第三神经中枢区域的健康，以致我的消化器官运转不良。当我感觉自己为了尽责而精力耗竭，或者竭尽全力也没有满足我妈以及家族成员们的要求时，我就会不由自主地吃下过量的食物，以减轻焦虑或愧疚。

不少中年女性和那时的我有相同的困惑，她们在处理自己和原生家庭的关系以及婆媳关系、夫妻关系甚至亲子关系时，往往分不清自己的责任和别人的责任，特别是在中国，为人妻为人母的女性，她们共同的特点就是过多地承担责任。那么，她们的第三神经中枢的健康就会因此受到损害，中年女性身材发胖者众多也就不足为奇了。

和年轻时不同的是，在中年要学习的是如何照顾自己而不是照顾别人。如果你不学会这么做，或者因为忙碌而顾不上这么做，你很快就会知道，没人会为你这么做。

刚开始学习这一人生重要的功课时，你会发现自己有一种负罪感，觉得自己变懒了、变坏了，周围人因为习惯于你的过量付出，在你决定减少付出时，会指责你，抱怨你，这让你更加自责、愧疚。这样的负罪感正好作用于我们体内与自尊和个人能力相关的腹腔神经丛区域。

自尊来源于良好的自我感觉，没有对自己的完全接纳，缺少对责任清晰的边界感，你就会因为希望别人认可而过度付出，而这种在对自己的责任感和对别人的责任感之间的平衡力不足，并不会让人产生自尊、自爱等良好的个人感觉。

我之所以一直强调减肥要从自我接纳开始，就是因为，自我接纳是自尊的一部分，在有了足够的自我认可、自我尊重之后，我们就学会了在对自己的责任感和对他人的责任感之间寻找平衡，既不会完全不承担任何责任，也不会耗尽精力过度承担责任。只有这样，一直困扰很多女性的第三神经中枢区域的不健康因素才能彻底消除，体重和自尊问题才能得以解决。

< 3 >

几年前我和我妈有过一次严肃的谈话。

一个亲戚屡次要求经济上的援助，我已不胜其烦，但我妈却一再说："你不管谁管？你有这个能力，当然就是咱家的事。"之前的很多次，我都默默忍了，赶快掏钱了事，也不用承受自责。但是，几年来坚持不断地学习和成长让我的内心变得强大起来，我渐渐地感到自己已经不需要我妈或者家族其他人的认可了，无论是对我的能力还是人品，我有了充分的自信，我知道我是什么样的人，这就够了，我不再需要通过过度承担责任来向别人证明什么了。

那天的起因又是这个亲戚需要我赞助个什么事，我第一次拒绝了。是持续多年无数次友情资助之后的第一次拒绝。我非常明确地告诉我妈，这类事我以后不会管了，因为，那不是我的责任——我前所未有地勇敢，用毫无妥协的语气和我妈说了这番话——我还告诉她，从今往后，我只承担我分内的责任，抚养孩子，照顾丈夫，对自己的母亲和公婆尽孝心。

我妈当时面无表情，尽管我知道她内心不爽，但我已经不怕她不开心了。我必须明确表态，不然，这种事没完没了何时是个尽头？谈话最后，我言辞恳切地说："妈，您总说这些亲戚的事都是咱家的事，说白了不就是我一个人的事吗？可他们的事怎么就都成了我的事？您就一点也不心疼自己的女儿？您有能力您自己帮他们，为什么要我承担这些，只为了让您有面子？我也是40多岁的人了，这么多年打拼，吃了很多苦，我不指望别人理解我，但我也不想再被这些七大姑八大姨'依靠'了。他们的人生他们自己负责。我要为自己负责，我的孩子需要我，我的丈夫也需要我，再说了，我还想好好享受人生呢！"

我妈对我的"最后通牒"没有表态，实际上我也不需要她表态，我说这番话不是以"请予批准为盼"的姿态，而是明确告知"从此撤销一切赞助"。没想到，效果非常好，我的坚决让我为自己树立了无比清晰且不可逾越的界限，成功地保护了自己，之后这类的麻烦果然没有了。

不仅如此，我也更多地反省了自己的"讨好人格"，因为有些麻烦其实是我自己惹的，是我为了博得认可、搞好关系而对别人过度尽责，而看到自己的付出被别人享用得心安理得，又觉得委屈，出现心理失衡。这种扭曲、拧巴的人际关系只能由我自己来归正。

我在检讨自己时发现，我的身上仿佛带着一个隐形的"环"，有些人似乎能认出这个"环"，在他有需要的时候只要一伸出"钩子"，肯定能套住我的"环"，我会不由自主地越过边界、过度付出。而我身上那个"环"

就是被过往经历造成的不正常心态，总想取悦别人、证明自己。我必须通过不断地自我接纳、自我反省把这个"环"从身上取下来。人群里永远存在着这样的人，他们希望别人为他们解决问题，希望别人为他们的错误、无知、不努力买单，毫无愧疚地想占用别人的时间、财富等资源，这样的人，永远都会有，问题不是改变他们，而是改变我们自己。

我在责任感边界问题上的进步，让我的第三神经中枢恢复了健康，我不再需要用过度饮食来弥补自己的过度付出了，甚至，我的慢性胃痛以及时不时发作的胆囊炎都不治而愈。饮食更健康不仅让我的身材一直保持得相当好，更重要的是让我感到了前所未有的轻松。

做一个负责任的人而不是过度付出的人，这才是健康的生活态度。转变之后，我不再经常性地因为心理疲倦而产生悲观厌世的情绪，每天都在期待中开始，一天的结束也伴着充实感，同时，客观上说，划清责任感的边界后，的确有了更多的时间和精力照顾自己以及自己的小家庭，我变得不爱抱怨了，这让丈夫、儿子也跟着轻松起来。

<　4　>

中年是人生的多事之秋，不仅上有老下有小，工作、家庭诸事繁多，身体上也最容易出现病症。这个时候更应该注重健康，而体重管理其实就

是健康的保证。

明白了这点，你还会说自己没工夫减肥吗？你真的已经繁忙到要把身体健康置之度外的地步了吗？中年时期的减肥不仅是自己的事，也是家庭的事，与其为那些和你八竿子打不着的事瞎操心，不如把健康和体重好好管理一下！我在这个问题上曾经走过多年的弯路，希望能让仍身陷责任感模糊地带而彷徨痛苦的人有所借鉴。

对于女性，身材发胖走样对自尊的打击是很大的，其实我们都不用硬着头皮说只有心灵美最重要，外形美也并不意味着心灵变丑啊，这两者不矛盾。只要你是芸芸众生的一员，作为女人，在商场买衣服时，售货员冷冷地说"没你的码"；同学聚会时，当年仰慕你的男同学一脸惊愕地看着你胖了两圈的身躯；丈夫在需要带家眷的场合也坚决独自前往；孩子同学的妈妈看着比你好像年轻十几岁……这些时刻，一定不是感觉美好的瞬间。

也许你对好些情境已经漠然，你觉得自己"刀枪不入"，但你有可能常常弄不清楚自己的情绪来由，你会把由身材发胖、魅力丧失所带来的挫败感和失落感压抑下去，转而去怪罪别人，你以为自己的坏情绪都是别人给你带来的，孩子学习不好，老公不爱干家务，婆婆家人经常借钱，单位同事勾心斗角，这些都是你随手就能找来的借口，用以掩盖你对自己发胖后身材管理失控带来的绝望。

中国的成语中有一句"心宽体胖"，这个总被人误读的"胖"（pán）字让大家误解了这句成语。这句成语出自《礼记·大学》："富润屋，德润身，心广体胖（pán）。"意思是：心胸开阔，外貌就安详。这个"胖"（pán）

不是指肥胖的胖（pàng），而是指安泰舒适的精神面貌。这个被误解的成语让很多胖人觉得自己因为体胖所以心胸更宽广，瘦人都是小肚鸡肠，这样没来由的自我美化实在是减肥者最应该破除的心理催眠。

还有那句"宰相肚里能撑船"，它和歇后语的上句"将军额上能跑马"一样，本意是指志存高远的人不会计较眼前的得失、个人的荣辱，有宽容人的度量才能成就大事。但是，中年发福的人却十分爱用这句歇后语来为自己的大肚子辩护，殊不知，人家说的是"度量"而不是"肚量"，一字之差，谬之千里啊！

我见过太多小心眼的胖子和毫无包容心的大肚子男士，一方面我们会惊诧于人的自我欺骗和自我美化甚至越年长越厉害，另一方面也会明白，回避真相对自己毫无益处。

我在变瘦之后变得宽容了，不爱挑剔了，性格温和了，整个人轻松了。刚开始我还没意识到这个变化，当老公和儿子告诉我时，才感到真是意外之喜，其实，也在情理之中。不是减肥之后别人更喜欢我了，而是我在变瘦的过程中与自己达成了和解，心里不再存着愤怒和抱怨的"炸药包"，没有了对自己的失望，也就不用靠指责他人来泄愤。

以前我儿子的成绩单一出现低分，我就怒火中烧，结果，我的训斥反而让儿子更叛逆，学习成绩不见长进。减肥过程中的成长和瘦身后对自我满意度的大幅度提升，我不需要用儿子的好成绩来安慰和掩盖自己的失败感，对儿子的学习成绩就没有那么"病态"的在意了。每到周末，我会变着法儿给他们父子俩做好吃的，安排各种合家欢活动，喜眉喜眼，不再暴躁，这些变化让儿子从叛逆的张力中舒缓下来，变得爱学习了，2015年他考上了美国一所排名还不错的大学。

减肥是一次充满未知的旅行，最大的收获是遇见更好的自己。不要以为人到中年就失去成长的可能，也许，减肥就是一次改变命运的契机。减肥不是对别人负责，不是要取悦别人，而是为自己负责，让自己喜悦。

减掉五十斤的五个心理秘诀

我在减掉 50 斤的过程中，发现并使用了 5 个心理秘诀，也许你并没有我当时那么胖，不需要减掉 50 斤，但这五个秘诀同样会帮到你。

第一个秘诀：找个减肥搭档。

减肥大法要求我们"管住嘴、迈开腿"，除了饮食上的调整，我一直坚持到现在的运动是每天走一万步。这个比办一张健身卡要简单，只要一双合脚、轻便的鞋子就可以。无论在居住地，还是出差旅游到外地，抬脚就能走，不受任何限制。你可以每天早晨把一万步当晨练，也可以下班之后再走，还可以把一万步拆解成三次，一次三千多步，上午、下午、晚上，各走二三十分钟，加起来也照样达标。

当然，真要365天坚持下来，也不容易。因为一个人走路容易放弃，为此，我给自己找了一个搭档，我老公。10 年前还没有智能手机，我们俩一人买了个计步器别在腰上。这是我们回报率最高的一次投资，一人 100 多块钱。

不走不知道，一走吓一跳。都市有车族，家里公司都有电梯，每天实际的步行数少得可怜，下班回家，一看计步器上只有区区两千多步，这个时候就开始挣扎，上一天班下来，虽然步数走得不多，但心累啊！实在不想再为难自己。很想窝在沙发上看会儿电视，似乎那才是最舒服的休息。

有个搭档会帮助你克服惰性，鼓舞你打起精神，陪伴你坚持下去。

减肥搭档可以是夫妻，可以是母女，也可以是姐妹，还可以是闺蜜。我们小区里的好几对走路搭档都是邻居，每天一到点就相约楼下，说说笑笑一起走路。只要你们有一个共同的目标，互相鼓励就比孤军奋战强。

我的日行万步计划在刚开始时兴头很足，一段时间后，一遇刮风下雨天不好，就特别想偷懒。好在我和搭档互相鼓励，才慢慢坚持了下来，并且学会了乐在其中。

最夸张的是有一年，我和老公回老家过年，在婆婆家的那个小城，吃完年夜饭，看了几个春晚节目，我们在家里亲戚不解的目光下穿上厚棉衣下楼，完成我们的一万步计划。那个年三十的晚上，我们在空无一人的小城街道，感受到了一种别样的美，远处传来的鞭炮声，家家户户窗口透出的灯光，街上挂着的红灯笼，都让我们找到了儿时的美好。一边回忆着儿时的趣事，一边大步流星地走着，那天晚上的一万步走得格外有意义。

找个搭档会帮助我们改掉坏习惯，建立好习惯。

日行万步这个习惯的建立，是一次又一次和自己的惰性做斗争的结果。每次当我自认为有拿得出手的理由想中途放弃时，幸亏有搭档的鼓励和陪伴，我才坚持了下来。持续几年后，我发现日行万步的收获太多太多。

独自走路时，学会了享受独处，和自己的心思意念共处，默默地甩开大臂往前走的决绝，让我体会到的不是思考的力量，而是行动的力量，并且慢慢尝到了运动后大脑分泌内啡肽的快乐。

和老公一起走路时，会牵手，会聊天，好像越走心越近。用普通的速度走一万步耗时一个多小时，这一个多小时可以说很多话，几年下来，我对他的很多人生经历有了更深的了解，他也知道了我很多趣事和糗事。常常一起走路，像情侣更像是朋友，夫妻若能超越柴米油盐，更多地与对方的灵魂相处，对感情特别有益处。

老公本来减肥需求不大，但每天一万步让他把肚子减小了，血脂变正常了，中重度脂肪肝完全变好了。体检时，医生把他当榜样宣传，竟然没吃一粒药，就靠走路让几项指标完全正常。

第二个秘诀：先吃该吃的，忘掉不该吃的。

很多人对减肥时需要忌口特别排斥，总觉得这不让吃那不让吃太痛苦了。有些人咬着牙坚持，但心里藏着很多抗拒和不甘，过程很艰难，一旦达到减重目标后，第一个念头就是："我可得好好吃一顿，把这段时间受的苦补回来。"在这个潜意识的驱使下，过不了多长时间，反弹就会不请自来。

我最初也总是把思绪聚焦在减肥应该禁忌的食物上，没想到，越禁忌越渴望，强烈的压抑带来更强烈的渴望，忍不了几天就会破戒，之后是悔不当初。如此反复几次后，我知道这个思维方法肯定出了问题。

后来的学习和实践中，我改变了思考方向和关注焦点，问题就变得简单了。

在时间管理的学习中，我们了解到，一天的时间是 24 小时，这对每个人来说是公平的，所以，在这个前提下，你做了这件事就做不了那件事。时间管理的窍门就是先做重要的、紧急的事情，做事之前先排序。比如，下班后四个小时的自由支配时间，如果你能先做重要的事，用一小时健身，用一小时学英语，一小时烹制并享受晚餐，就只剩下一小时可以刷手机了。先做该做的事，让我们成为时间的主人。

减肥中的饮食管理也如此。我之前是每天提醒自己这不能吃那不能吃，反而让我对那些禁忌的食物更加渴望，水煮鱼啊麻辣火锅啊过油肉啊炸鸡翅啊，越不让吃越想吃。后来我学习到的方法是，把关注点转移到每天必须吃、应该吃的东西上，然后，先把这些吃了。我们的胃并不是无限大，容积有限，吃了该吃的就没有胃口吃不该吃的了。

比如我的午餐，参考中南海的保健医生给首长们开出的食谱，每天应该吃够 15 种食物，一个由多种蔬菜以及豆腐、菌菇烩在一起的炖菜或砂锅就是个好选择。先把这些吃了，自然就容不下任何垃圾食品了。

晚餐也如此，比如，一杯酸奶、一盘青菜、半根煮玉米、一碗豆腐汤，吃过该吃的，其实胃里没多大余地了。

先吃该吃的和先做该做的，道理是一样的，都是教给我们一个思路，那就是不要以为我们的时间资源是无限的，也不要以为自己的胃是填不饱的。在资源有限的基础上，优先次序就显得格外重要。

同时，我的体会是，在饮食方面，品类比数量重要。什么意思呢？就是说，我们的日常饮食中，有些是该多吃的，有些是该浅尝辄止的，有些是碰都不要碰的，你要先鉴别品类，再决定态度。比如，饿了你可以吃一大盘蔬菜沙拉，甚至一小碗清炖牛肉，但不要喝碳酸饮料，看起来小小的一瓶，含糖量之高令人咋舌；也不要吃油炸食品，看起来就是几块炸鸡翅、一包炸薯条，实际上热量极高。

弄清楚这个问题后，我连火锅都不排斥了。和朋友聚会，可以吃清汤锅、菌汤锅、番茄锅，先吃蔬菜、豆腐、菌菇类，再少量吃些牛羊肉，在控制好总量的前提下，不要贪恋辣和油，既享受了美味，也不影响减肥。

第三个秘诀：学会面对真相，定期称量体重。

我第一次感觉事态严重就是从体重秤上出现 75（公斤）这个恐怖数字开始的。之前我特别不愿意知道自己的真实体重，一直在骗自己，最多 140 斤，没多胖。很多胖友也如此，对自己的体重模模糊糊，躲躲闪闪。这种对体重的躲避和不坦然，久而久之都会影响一个人的性格，让我们总是习惯于回避问题真相，自己骗自己。

开始减肥就是开始面对体重问题，开始进行体重管理。任何一项管理，过程监督都是非常重要的，没有过程的跟踪，结果一定会失控。

我曾经对称体重心有畏惧，好像考试后害怕公布结果似的。也许是害怕达不到期望值，也许是害怕减不下来的挫败感，反正就是不愿意面对体重秤上的数字。

放平心态后，我养成了每天称体重的习惯，在一个固定时间，早晨如厕沐浴后，称重。这样，不仅对自己的体重变化有一个动态把握，也清楚前一天进食的哪些食物有助于减肥，哪些食物会让你长胖。

在冲击 110 斤大关时，由于那几天吃绿色蔬菜特别多，三天就减了将近 3 斤；而有一年中秋节，连着几天吃月饼，尽管看起来量不大，但体重秤上迅速显现。后来明白，月饼的含油量、含糖量都很高，糖分、油脂、淀粉这三种成分是长胖的最佳组合，不得不警惕。之后，我不仅慎吃月饼，也尽量不碰甜甜圈、奶油蛋糕之类的食物。

定期称体重是为了对体重管理心中有数，不是要对减肥数字斤斤计较。有的女生，一天称好几次，一点变化就大惊失色，把自己搞得高度紧张、人心惶惶，这其实对减肥不利。

体重管理是长期的事，不能对一时的体重起伏过于在乎。体重在一天内有波动是正常的，饭前饭后，便前便后，怎么可能就固定在一个点上不动了？无论对减肥还是对其他事，得失心太重都不是好事。

所以，称体重的频率一天一次甚至两天一次都是可以的，关键是要对自己的体重心中有数。允许波动，及时监控，这才是最好的管理。

第四个秘诀：把自己当成凡人，常备健康小零食。

不管怎样，在减肥的过程中我们会常常感觉到饿，有些人一直强调用毅力忍，这其实挺难的，最后忍不下去时特别容易报复性地大吃特吃。

我的经验是常备一些健康零食，顶不住了就吃一点，对减肥大局只有好处没坏处。豆腐干、开心果、蘑菇干、葡萄干，都是减肥好帮手。有时候我甚至会用保鲜盒提前备一些黄瓜条、胡萝卜条放在包里，饿的时候可以放心吃。

不要怕麻烦，稍微用点心思就能很好地解决减肥过程中时不时冒出的"嘴寡"的感觉，用不着大吃二喝，一点小零食就可以让你恢复平静，焕发活力。

我之所以一直在强调把减肥转变为体重管理，就是想提醒大家，在长期的体重管理过程中，我们要学习的是改掉急功近利的想法和想走极端的做法。学到了这些，减肥成功指日可待，保持身材也不在话下，更有助于你在工作、生活的方方面面有更加出色的表现。

有些人平时毫无顾忌地胡吃海塞，一旦开始减肥就恨不得给自己的嘴巴上个锁，企图用高僧苦修式的方法实现目标。他们暗自希望能谱写出一段减肥传奇，震撼别人，感动自己。网上的确也盛传过一些极端案例，有三个月减掉50斤的，还有一年减掉80斤的，如此迅猛的减肥效果听起来传奇又励志，实际上早就被健康专家否定了。大家之所以喜欢追捧这些传奇，因为它符合很多人的减肥预期，那就是：要快！大家内心的声音是："赶快赶快！迅速把这个麻烦卸掉，我就可以乌鸦变凤凰，闪亮登场，在朋友圈里秀出来，亮瞎那些曾经看轻我的双眼！我的悲摧人生就可以从此变得辉煌！"这样的心理会催动他们不顾规律，剑走偏锋，但往往会以失败告终，甚至严重损伤身体。那些短时间内大幅度减重的人很少会有后续报道，因为不科学的方法不会带来长久的效果。

平常心在我们工作、生活中需要，在减肥过程中同样需要。尊重身体，尊重规律，耐得住性子，做该做的事，学会这些，不仅身材会变好，心态也会变好。

减肥过程中，要时刻提醒自己不过是凡人一个，既没有比别人更强的自制力，也没有比别人更厉害的耐饿基因，所以，尊重身体的自然需要，用常备在身的健康小零食助自己一臂之力，其实是聪明的表现。

另外，除了盲目求快，怕麻烦是另一个失败诱因。怕麻烦指的是不愿学习科学饮食的知识，不愿意花心思制作营养减肥餐，懒得做运动，懒得常备小零食，总幻想花小力气就能有大收获，不用麻烦还能减肥成功。你看，所有的减肥品广告都会投其所好给减肥者如此承诺：不用节食，不用运动，轻松减肥永不反弹。且不说副作用，难道一辈子都要靠减肥品吗？从来没有一种减肥品可以做到永不反弹，尽管它们一直这么吹牛。

如果某个英语培训机构告诉你不用背单词就能学好英语，基本上可以判定这是骗子，因为它公然蔑视规律。减肥也一样，公然蔑视规律的方法、产品、机构，都不能信。

减肥不是小事，你的人生态度映照其中，一览无遗。

第五个秘诀：多看当胖子时的照片。

这是挺有意思的一个经验。我在 2010 年从 125 斤反弹回 133 斤后，学会了一个提醒自己、鞭策自己的方法，那就是打开电脑回顾自己发胖时的照片。说实在的，我并没有 150 多斤时的照片，胖成那样哪有心思拍照留影啊！但我在 140 多斤体重上停留了很多年，留下了不少照片。

打开电脑，翻出相簿，一张一张回看，真的触目惊心！双下巴，大圆脸，变小了的眼睛，粗壮的腰身，遮不住的大肚子，那就是自己曾经的模样啊！

每次看完都会痛下决心，一定不能胖回去！坚决不能胖回去！

通过不断地回看照片来督促自己，才让我一步一步又减了很多，减到 105 斤后，老公专门为我做了个对比相册——《徐某人的减肥前后》，亲朋好友看了以后都会惊呼、感叹。

每当惰性大发、不想运动时，看看做胖子时的照片，立即就觉得斗志满满；每当和朋友聚会控制不住狂吃一顿后，回看一下曾经胖得溢出屏幕的大脸，第二天就能毫不犹豫地吃一天素。

这些照片，成了我朋友聚会时的娱乐节目，饭桌上为了鼓励想减肥的姐妹，我不惜暴露自己不堪回首的过往，让她们观摩一下我当胖子时的样子。看到这些照片，刚才还为自己的身材自惭形秽的人，一下子燃起了必胜的信心，同时也纷纷感叹："你怎么这么有毅力啊？"

其实，我只是找对了方法。

多年前开始减肥时，我根本没想到会一路减到少女时的体重，而且一直保持得很好。我的经验是：在整个过程中，我一直没有停下思考的脚步，遇到问题先思考，先分析，到底是什么原因导致的？内心的阻抗是什么？不去一味地责怪自己，而是向内心寻找答案。

对于心理减肥法的亲身实践，让我看到自己作为一个普通人，一旦打开心结，修通自我，找到和自己内心对话的方式，就找到了短期减肥成功以及长期保持身材的制胜宝典。

观看自己过去的照片时，我常常进入他人视角：这个女人，当年不到40岁，跟自己有多大仇啊，非把自己吃成这个样子？看她的相貌、体态，一点也看不出她是一个为自己负责的人啊！

以他人的眼光通过照片回看过去的自己，特别容易给现在的自己以启发，让我身处当下时，也能经常抽离自我，从旁人视角反观自己，很多困惑就不再排山倒海，有些烦恼甚至立即烟消云散。

跳出自我看问题，真相往往更易显现。

我认识到，内心一丝一毫的委屈和不甘都会成为"复辟叛军"的"卧底"，对于体重管理这样的"百年大计"，只有"接受"这个态度远远不够。

支持我越减越轻松的是认知的又一次升级，从"接受"变"享受"。

第三篇
顿悟时刻
Chapter 3

情绪管理和内在小孩
自己的事，别人的事，上帝的事
自控力的秘密
忍受，接受，享受
打破轮回，做治疗的一代
感恩改善睡眠

情绪管理和内在小孩

< 1 >

很多年前的一件事让我记忆犹新。

当时我在广告公司做总监，有一天早晨上班等电梯，写字楼里半生不熟的一个大姐见到我后，大呼小叫："哎哟，你怎么胖成这样啦？"她这么一喊，所有人都看我，冷不丁地被一群陌生人上上下下打量的感觉糟透了！我不好发作，黑着个脸上了电梯。进公司后一直没好气，坐在办公桌旁愤愤地想："我和你熟吗？你凭什么啊？我胖不胖关你屁事啊！"本以为这只是一件小事，一会儿就过去了，没想到我根本无法开始工作，脑海里不由自主地一遍一遍回忆刚才那个尴尬场面，愤怒和委屈让我的胃部感觉火烧火燎，心口也堵得很难受，想发火，但不知道该冲谁发，有员工想和我探讨工作上的事，一看我的脸色，吓得退回去了。不知不觉，一上午过去了，临近午饭时客户打来电话，催问广告版面的安排，我才如梦方醒，差点耽误了事。

类似的事件在那几年经常发生。我总觉得自己的心里憋着无名火，也藏着很多委屈，那天虽没有在众人面前失态，但翻江倒海的情绪让我领教了它的厉害。情绪失控有时表现为在公共场合和爱人为小事情而大发雷霆，有时表现为对儿子的小错误歇斯底里，有时表现为对工作目标失去理性的高标准严要求，更多的时候，表现为对食物的成瘾式依赖，毫无节制地暴饮暴食，每逢情绪低落，唯有大吃方能解忧。

开始减肥后，对"电梯事件"的回忆让我对自己的情绪产生了好奇，我认识到，那个大嘴巴女人的话激起了我的内心反应，触碰了我不愿承认的一些情绪，比如，对肥胖的恐惧，对身材的不自信，以及一直以来无力改变的自责和厌恶。所以，我才一下子被自己的情绪俘虏了，毫无反抗之力，理智和职业操守都暂时退席，只剩下情绪耀武扬威。这不是那个女人的教养问题，而是我的情绪管理出了问题。

靠忍耐来管理情绪是下下策，忍了一辈子的"老好人"，有医学观点称之为"患癌性格"。大多数人倒不一定会忍出癌症，但经常是忍了九次，第十次没忍住，一下子大爆发，愤怒的程度和事件不成比例，周围人觉得莫名其妙，当事人却已经忍无可忍了。前九件事的"炸药"都存着呢，一个导火索，全引爆了。那样的结果更不可控。

很多人不愿意对自己的情绪进行深入探索，不愿意承认自己可能是因为内心有未经处理的伤痛才易怒或忧郁，总想把原因归在别的方面，正如我曾经把愤怒归咎于那个女人的粗鲁、没教养，其他时候则把我的情绪失控怪罪于爱人的不体贴，孩子的不懂事，员工的不努力，工作的压力大，等等。实际上，我们不可能要求周围的人按着我们的喜好来说话办事，情绪失控的根本原因是我们的内心积攒了太多的"炸药"。

有句话说得特别有哲理——"每一次的发怒都不是由于我们自认为的原因。"换句白话说，我们常常不知道自己因为什么发火。学习情绪管理，首先要学着弄清楚自己情绪的来龙去脉，学着去探索情绪下隐藏着什么，要表达什么，之后，才能疏导、修通。

< 2 >

心理学理论认为，每个人内在都有一个小孩，这个所谓的内在小孩（inner child）是我们年幼时受伤破碎的部分，是没有随着我们长大的那部分不成熟的自我。内在小孩经历了很多伤痛，被指责、被挑剔、被拒绝、被遗弃，甚至被侵犯和被虐待，其中最大的伤痛就是：不被支持做真实的自己，而被制约成为别人（包括父母、老师、社会）所期望、所要求的人。带着伤痛和恐惧，内在小孩一直隐藏在我们的内心深处。

对很多人来说，和自己的内在小孩连接不是一件容易的事，内在小孩受过惊、受过伤，敏感又警觉，幼稚而不理智，"它"既希望你可以安慰"它"，也害怕你会牵动伤口引发疼痛而回避你。有时，内在小孩会主动向你求救，用不安和焦虑来引起你的注意，希望你除了将注意力放在外在事物，比如：事业、金钱、社会地位等，还可以花些时间与"它"相处，陪伴孤独害怕的"它"。如果内在小孩长期被忽视，"它"会变得愤怒，并将这股能量转到你的身体上，使你的身体出现疼痛、不适等多种状况，以进一步引起你的注意。

值得注意的是，内在小孩不仅是有伤的、幼稚的，有时也是任性、不理智的。特别是在一些有成瘾问题的人身上，这一点尤其突出。内在小孩会"唆使"我们暴饮暴食、抽烟、酗酒、疯狂购物、赌博，"它"善于为自己的任性和不负责任找借口，诱导我们将注意力集中在所有负面和苦恼的问题上，"它"像一个在商场玩具柜台前撒泼打滚的孩子一样，想用不理智的行为控制我们，迫使我们满足"它"不合理的过分要求，接受"它"这些对身心健康和人际关系有严重损害的成瘾行为。

减肥初期出现的非常痛苦的身心反应，其实就是一种"戒断反应"，戒除暴饮暴食的难度比我们想象的要大。

我的内心就住着一个"小女孩"，"她"害怕被抛弃、被排斥，不相信有人会真的喜欢"她"，为自己与生俱来的性别和身份感到羞愧，总觉得必须十分努力才会被人接受，必须十分优秀才不会被别人轻视和伤害。这个"小女孩"很多年来一直用不安、焦虑、失眠甚至疑病倾向来向我传达信息，想让我关注"她"，安慰"她"，我却对"她"不理不睬，对外在世界成功的过分在乎让我对"她"的呼喊装聋作哑。我以为，只要更成功就会更开心，只要更有钱就会更自信，只要更受认可就会更喜欢自己。

我向外追求的努力并没有让我内心的那个"小女孩"变得安心、快乐，没有让"她"在感受到被接纳被疗愈之后获得成长，直到我开始减肥，并由此把目光从繁华浮躁的外部世界转向被忽视已久的内心，才察觉到"她"的存在，听到了"她"的声音，看到了"她"的眼泪。

和内在小孩的连接，首先要不再否认自己的羞愧和恐惧，不再压抑自己的愤怒，而是直接面对它们，愿意花时间感受它们。存在记忆里受伤害的身心感受以及这些感受对当下产生的影响才是关注的重点。允许自己深潜于这些感受时，我们就可以开始重新联结自己的美丽、力量、独特和珍贵。

和内在小孩接触时，接纳"它"的情绪非常重要。这个小孩一开始可能只想哭泣，那就允许"它"哭泣，它可能暂时不想让你太靠近，那就远远地陪伴"它"，只有你对你的内在小孩不再漠视，不再批判，接纳"它"的本来样子，允许"它"表现最真的自我，"它"才敢安心地呈现自己，发泄多年来的伤痛，让内心的恐惧、愤怒、悲伤、失望和无助得到释放，带着被接纳后的喜悦，和你共同走向充满希望的未来。

我在减肥的路途中，和内在小孩相遇了，虽然不在预料中，但却感到了被呼唤，于是，这场迟到的相遇注定会"惊天动地"，让我潸然泪下。

一直以来要强、好胜的我压抑了很多情感需求，我欺骗自己不需要那些温情的东西，我不愿看到那个曾经受伤的自己，我用麻木和冷静作为保护自己的铠甲，我认为自己足够坚强、粗粝。内心压抑的愤怒、委屈和自怜不仅导致我常常情绪失控，而且对内在问题的多年失察还使我的身体出现各种失调，明眼人从我严重走形的身材和晦暗难看的皮肤上就能看出端倪。

开始减肥后，慢慢地学习对自己接纳，接受自己有一个缺乏关爱能力的母亲，接受她对我做过的一切不公平的事，接受自己有一个不愉快的青春期，接受自己不完美的相貌和身材。正是对恐惧、痛苦、不舒服、失望甚至悲剧的接纳，让我对自己的本性打开了一扇门，不再和痛苦的感受对抗，不再害怕感受过去伤疤的触痛，看到了隐藏在内心深处的那个"小女孩"。

我和那个"小女孩"的相遇，让我触到了自己的内核，听到了压抑多年的内心声音，也解开了我对自己情绪问题以及减肥问题的很多谜团，虽然有许多意想不到，甚至有些还颠覆了我对自我的认知，但，这一切是多么的弥足珍贵。

< 3 >

和内在小孩的对话让我对自己的情绪有了更深的探索，通过回溯过往经历，释放被压抑的伤痛情绪，不再让那个受过伤痛的、没有长大的、幼

稚的内在小孩来掌控我的情绪反应模式，我摸索着探寻到了情绪管理的方法，让平静和喜悦渐渐成为内心的主导。因着这样的觉察，我在后来再发生情绪失控后，就有了不同于以往的处理和应对方式。

记得有一次，爱人的亲戚来家里做客，聊起了他家的一些生活琐事，亲戚走后，我和爱人聊天时说了一句，"你看，他媳妇负能量太强，把老公都逼出来诉苦啦！"没想到爱人马上就不高兴了，说我太苛刻，在背后说人家坏话，影响亲戚关系。我和他辩论起来，结果，越说越恼，争吵变成了人身攻击，一直折腾了几个小时，到凌晨两点，我大哭大闹把嗓子都喊哑了，爱人也被我折磨得一脸疲惫。后来我给闺蜜打电话哭诉，在她的耐心安慰下，我才从几近崩溃的情绪中舒缓了下来。

几天后，我和爱人都冷静了，我试着把这件事复盘，讨论我们为什么会发生那么激烈的冲突。在讨论中我慢慢领悟到，我的情绪失控是因为一个敏感点被触碰到了。我曾在某次心理工作坊学到一个反思方法，这个方法的要求是遇到让自己情绪激动的事情时要问自己："这样的体验你以前是否有过？除了这次事件的当事人，还有谁让你有过类似的感受？"用这个方法思索后，我意识到，激怒我的那个点就是"被排斥"的感觉重现了。在我的原生家庭里，我曾经被母亲排斥，她和领养的儿子亲如一家，对我却百般挑剔，让我一直感到被否定、被拒绝。而这件事中，爱人为他的远房亲戚"护短"，对我却横加指责，让我旧伤复发。

这样的觉察让我不再把焦点放在丈夫身上。并不是他的沟通方式没有问题，但他为亲戚辩解两句也无可厚非，真正需要探究的是我的过激反应。

为什么我会因为这样的事情情绪失控？为什么我对类似的情境如此敏感易怒？不再苛求丈夫的沟通技巧，让我找到了自己的情绪密码。实际上，因为心里有旧伤，所以丈夫越公正、越威严，就越让我没有安全感。我以为和爱人拉家常时"吐槽"一下亲戚是很亲密的私事，不料爱人却"扮演"起公正的法官和威严的家长，而他在这件小事上的不徇私情，恰恰击中了我的"要害"，导致了我强烈的情绪反弹。其实，那天晚上我对爱人喊出的那句话，是我憋了几十年、一直没能对我妈说出口的话——"我们才是一家人！你为什么不向着我向着外人？"

我告诉了爱人那天失控的心理过程，他听了很理解，也检讨了他在沟通中的不妥。他说，听了我的话觉得更了解我了，也更心疼我了。这次争吵后的复盘，既让我对自己有了深入的了解，也让伴侣少了疑惑、多了体谅，对我们夫妻的和谐相处非常有益处。

如果没有对自己情绪根源的探究，缺少对自己情绪失控的反思，就很容易归咎他人。越是如此，越容易和人发生冲突；而冲突越多，情绪越不好控制。所以，情绪管理需要我们把眼光向内，耐心地与自己内在小孩交流，认真听一听"它"想告诉你什么。

女性如果长期处在恶劣情绪之下，身体就会出毛病，很多妇科疾病似乎都和情绪失调有关，子宫肌瘤、乳房肿块，常常是因为情绪导致的内分泌失调引发的。不少女性在体检查出问题后，不得不面对现实幽怨地承认："其实，我的这个病就是气出来的。"

但是，我们却不能把焦点局限于惹我们生气的那个人，或惹我们生气的那件事，因为，真正可以让我们成长的是对那些惹恼我们的人或事件的反思，这才是情绪管理要我们学习的。没有人能保证自己的情绪永远不失控，所以，失控后的思索才格外重要。

< 4 >

情绪需要管理，不被管理的情绪会把我们变成奴隶，让我们不能做想做的事，无法对爱的人表达爱意，施展不出自己的才能，不能领略世界的美好，无法享受风轻云淡、鸟飞鱼跃，最重要的是，不能成为想成为的人。

我的减肥成功，并不只是日行万步和轻食少食的结果，更应该归功于我和内在小孩修通后，对"它"的接纳、安慰，让我在情绪管理上取得了令人惊喜的进步。我在此过程中体会到，最具挑战性的并不是日行万步的疲累和轻食少食的饥饿，而是随着打破旧习惯、建立新习惯而引发的情绪躁动。而这一点，是很多减肥的人从来没想到的，他们忽略了对自己情绪的观照，没有和自己的内在小孩对话，不愿意看到情绪背后隐藏的伤痛，没有勇气去揭开伤疤进行治疗，只是在减肥这件非常表面的事情上盲目用力，他们以为减肥不成功就是吃得不够少，运动得不够狠，这种怄气式的减肥方法，因为饱含了对自己的不接纳和嫌弃，在经历艰苦卓绝的减肥历程后，一旦出现反弹，会让人猝不及防又难以接受。

能够减肥成功并且保持很多年不反弹，我认为支撑我一直走过来的重要原因是心理能量的足够丰沛。在这个过程中，如何管理自己的情绪又相当关键。每个人都会有心理低潮期，对沮丧、疲惫、失望等情绪的接纳才是我们心理健康的标志，而不是企盼从来不出现这些情绪。学会和这些情绪共处，它就会平稳过渡；相反，一直抵制这些情绪，不允许它们出现，害怕这些情绪，你就会迅速找到那些有强烈副作用的"老药方"——对我来说，是肥甘味厚的食物，是不管不顾地大吃一顿的痛快淋漓；对有些人来说，可能是烟草、酒精。它们的作用类似，都能迅速改善情绪，安慰挫败，让你忘了那些内心的痛楚。所以，减肥和戒烟、戒酒有很多类似的心理轨迹，对人的挑战相当大。

情绪管理不仅在我的减肥旅程中助了一臂之力，更让我找到了和自己和谐相处的秘诀。我感到自己的幸福指数从 40 岁开始，竟然出现上升曲线，在半百之年达到年轻时都没有的高峰值，这应该归功于我在健康的减肥节奏中学会了从容地度过一次次情绪低潮。

情绪管理可以帮助我们更好地和自己相处，不放纵，也不较劲，有要求，但不刻意。对于保持身材，有弹性的原则最舒服。不能没原则，但也不能因为毫不妥协的原则而让自己了无生趣，不要那么害怕反弹，长了几斤肉又死不了人，再减回来不就行了。不拧巴、不犯轴，享受生活、享受美食，和保持身材一点都不冲突。要知道，只要学会接纳自己的情绪，就不容易放任自己的欲望，减肥过程中如果过于苛求自己，反而会引起情绪失控后的暴饮暴食。

对于自己的身体，肥胖时，不把它看作影响你自信的敌人；苗条时，不把它看作让你炫耀攀比的武器，你就会真的爱它，体贴它，接受它的不完美，并愿意付出努力让它更健康、更美丽。

很多人减肥时只是在饮食习惯、运动习惯、遗传因素上找原因，而我的经历说明，一定还有人和我类似，是因为过往的伤痛导致对食物过度依赖，是因为忽视了内在小孩的存在常常处于情绪失控而导致减肥无法坚持。我亲身实践的心理减肥法，可以帮助更多的人不再靠折磨自己的身体减肥，而是在自我接纳、疏通情绪、改变观念后，把健康饮食、合理运动的方法轻松愉快地长期坚持下去。当然，收获的就不仅仅是减去赘肉、恢复腰身，更有心灵成长的巨大喜悦。

自己的事，别人的事，上帝的事

< 1 >

心思敏感的人容易焦虑，长期焦虑会出现焦虑性人格障碍。

从上大学起，每到考试前我就闹肚子，非常准，虽然我的成绩一直名列前茅，但我好像比别的同学更容易出现考前焦虑。英语是我的强项，曾考过全年级第一，但考英语前我最紧张，考前一星期胃就开始不舒服，考前三天开始腹泻，知道的同学都笑话我说："瞎紧张啥？你学那么好还紧张，那我们咋办？"

当记者后，每天临近下午 4 点的交稿时间，我就坐立不安，即使部主任说"今天市里有重要会议，将全文转发，大家不用交稿"，我的紧张情绪仍然要到临睡前才能缓解。但紧接着又为第二天的选题发愁，每天早上一醒来就感觉压力重重。在这种情况下，我的皮肤越来越不好，过了青春期仍然痘痘不断。

辞职后投身商界，压力更是山大，焦虑症状更明显了。

爱焦虑的人安全感不足，总是觉得身处危险境地，必须提高警惕防范。我多次转换职业，一直处在一个不稳定的环境中，这也是焦虑的诱因。

焦虑感有时成为一种心理常态，啥事都没有的时候，我也处于担心状态，心神不安，肩膀紧绷，身体不放松，眉头总是皱着，看着心事重重。

焦虑症曾经让我的减肥进程受到了阻碍，黄昏时分的焦虑感增强让我忍不住暴饮暴食，一节制饮食就会情绪崩溃。借着减肥这件事，我开始对自己的焦虑情绪进行认真的回溯和反思，对此的治疗几乎是和减肥同步进行的。

我不敢说我的焦虑症是因为我与母亲的关系引起的，但我想说，我的确是一个从青春期开始就缺乏安全感的人。我先生看起来就总是不慌不忙、内心安定，显然他比我更有安全感，这也是他能成为我治疗过程中重要的心理支撑的原因。

人们为了逃避不安全感会生出很多对策，比如，为改善自我而疲于奔命，或者因害怕风险而畏缩不前；总对结果做最坏打算；总是闲不下来；喜欢严苛地批判自己；总是注意他人的缺失，习惯于怪罪他人；等等。

不同的人可能有不同的表现，但是，这类人似乎并不自知，和我当初一样。比如，我一直害怕清闲，必须把醒着的时间塞满才安心，做记者时白天跑新闻很辛苦，但我晚上还要去上夜校，学英语、学日语。自己做公司时，每天加班到深夜不觉辛苦，偶尔有一天9点多下班就有愧疚感，感觉自己不够努力，浪费了时光……这些，曾经被我一直看作是勤奋和敬业，没有看到它的根源是安全感的缺乏。

从初中起我的家里就引进了一个"竞争者"——一个因先天的性别而在母亲心中高我一等的人。我大概从那时起就知道自己的地位很不牢固，从中学到的第一条经验就是："你必须十分努力，九分都不行！"身为女孩子已经"低人一等"，哪有资格放松、清闲？我把享受生活看作是"自暴自弃"。

这个经历让我发展出一个强大又严厉的"内在父母"，他们在我独处时也会鞭策我、督促我、训斥我，让我丝毫不敢放松，片刻不得安宁。

多年紧张焦虑的精神状态，最终让我出现了疑病症倾向。疑病症的专业解释是这样的：患者担心或相信患有一种或多种严重躯体疾病，病人诉躯体症状，反复就医，尽管经反复医学检查显示阴性，以及医生给予没有相应疾病的医学解释，也不能打消病人的顾虑，常伴有焦虑或抑郁。

我的症状程度轻一些，还未出现"反复就医、反复检查"的情况，但焦虑、抑郁和恐慌是很强烈的。我对身体的轻微不适过分敏感，总害怕出现最坏的结果，一旦有个头疼脑热不舒服，我会一连几天不断查医学书、上网查资料，常常会连续一两周处在恐慌中，心神不宁，出虚汗，手抖，干什么都无法专心。

我羞于和别人讨论这个问题，我知道自己是杞人忧天，我不想让别人看见我小题大做、惴惴不安的窘样。我理想中的自我形象应该是大将风范、淡定超然，泰山崩于前而面不改色，但现实中的我却是一个被疑病症倾向折磨得夜不能寐的小可怜！

< 2 >

在减肥过程中和"黄昏焦虑"正面交锋时，我和自己有了深层次的对话，我看到了自己的委屈、抱怨和恐惧，我允许这些情绪的出现，并对它们予以足够的关注。这些情绪因为不被压抑，反而慢慢得到释放。

在和焦虑共处的过程中，我发现，焦虑的根源就是想掌控自己无法掌控的事，掌控欲越盛，焦虑感越强。

我过强的掌控欲让我随时随地处在应急状态，周围的人因为我也不轻松，我常常把那种紧张情绪传染给大家。比如，家里人吃完饭在饭桌旁闲聊，多舒服的状态啊！我却会煞风景地冒出一句："儿子，你的单词还没背完吧？"搞得大家顿时扫兴。我先生批评我，我还狡辩："我就是问一问，又没有让他立即去背。"但是，看似不经意的随口一问，把大家的情绪全破坏了，儿子苦着脸站起来回他自己的房间了。

我当然不愿意看到这样的结果，但就是克制不住地想主导每一件事，甚至身边的每一个人。这种从不安全感和恐惧里生出来的、想掌控一切的欲望，既有可能毁了我的幸福，也会疏离我和至爱亲朋的亲密关系。对于这一点，我慢慢有了警醒。

在回忆过往时，有一件事让我看到了应对焦虑的正确方式。

那时我 25 岁，参加工作好几年了，一直没有谈恋爱。有一天晚饭后，我在家里看书，我妈出去遛弯，没过一会儿她就回来了，怒气冲冲地对我说："这么大姑娘连个对象都谈不上，整天窝在家里，我出去都没脸见人。"说完又摔门走了。我被数落得摸不着头脑，想了片刻就明白了，她出去遛弯被其他大妈盘问了，一说自己的女儿还没嫁人，而且连对象都没有，她觉得没面子了，于是特意跑回来把我骂一顿出气。虽然猜到了来龙去脉，但我对未来的焦虑也被激发出来了，毕竟，25 岁的大姑娘，连一次恋爱经历都没有，确实让人着急啊！

我懊恼、羞愧，非常挫败，想到自己可能这辈子都遇不到爱情，嫁不出去了，焦虑感瞬间爆发。于是我走到爸爸的书房，第一次和爸爸谈起我的婚恋事宜，女儿家的这个话题，首选的讨论对象本应是母亲而不是父亲，但我和我妈从来不敢交流内心的感受，只能找我爸聊。我问爸爸："都说女孩子应该 30 岁前嫁人生孩子，我也想啊，可我不能随便找一个啊，我总得找一个自己喜欢的人吧！我没做错什么吧？你看我妈这么着急，让我觉得自己特没用……"说到最后我忍不住哭了。

我爸放下手中的书，也没看我，望着窗外若有所思，然后就慢悠悠地说出了对我至关重要的一段话，他说："为什么一定要30岁以前结婚呢？这是谁定的时间表呢？不要在乎这些由人设定的时间表，上帝有他的时间表，你记住，你结婚的那天就是最好的日子，你生孩子的那天就是最合适的时间，不要着急，上帝自有安排。"父亲作为一个虔诚的基督徒，信仰让他充满生命的智慧。

非常神奇，父亲的这番话让我一下子卸掉了对于嫁人生孩子的焦虑，不是暂时放下，而是彻底放下，之后的日子里再也没有为此烦恼过一秒钟。一年后我遇见了我先生，很快我们就喜结连理，三年后我生下儿子。如今我和我先生已经结婚20多年，恩爱如初。也正如父亲所料，我和我先生在最好的时间相遇，在最好的时间结婚，在最好的时间有了爱情的结晶。

父亲的话语帮助我在恨嫁的年龄安之若素，等来了爱情和对的人。现在回头看，早嫁几年晚嫁几年有什么关系呢，关键是要嫁给爱情、嫁给幸福，而不是嫁给不得已和凑和。

为什么父亲的话让我顿时卸掉了焦虑呢？因为他教给我一个方法，那就是不要自己制定人为的时间表，不要妄想掌控一切，要相信上帝有最好的安排，同时，不要在乎他人的眼光和评价，不要被他人的期待或要求绑架，要按照自己的想法和节奏去生活。

< 3 >

减肥真是个打磨性格的事，急不得，快不得，我的"凡事抢三分"的急脾气在漫长的减肥过程中竟然慢下来了，我似乎找到了和自己相处、和世界相处的节奏，那份合拍、和谐的感觉特别舒服。

随着减肥效果的不断显现，我的焦虑性格在慢慢改变，着急发火的时候越来越少，办事效率却在提高，不再像以前一样经常感到疲倦。焦虑是非常大的内耗，焦虑的女人更显老就是因为她们过多地耗费了生命能量。我年轻时一副倦态、老态，就是因为没有解决好焦虑这个大问题。

2009 年前后，有人发起一个活动，让参加者给 10 年前的自己发一条 14 字以内的短信，我一个朋友打趣地说："那我就发——赶快买房多买房切记切记！"我认真思考了一下，我想给 10 年前的自己发的短信是："少担心未来，多享受现在。"

2009 年的 10 年前是 1999 年，我还在报社当记者，儿子两岁，那时的我日子过得焦头烂额。我准备辞职，单位房子迟迟分不上，很有可能会泡汤，当时根本不敢考虑购买昂贵的商品房，如果分不上房子就得一辈子租房住，那孩子的幼儿园、小学、中学该怎么安排，大学还考得上吗？考不上好大学这辈子不就完了吗？我的纠结状态持续了七八个月。如果辞职，不仅房子可能分不上，还可能在丢掉报社的铁饭碗后创业失败；如果不辞职，那就要忍受一眼望到头的生活，熬几十年后郁郁寡欢地退休。当时的我，患得患失，心乱如麻。

后来的情况是，我不仅顺利分到了单位的房子，而且因为辞职后做公司生意蒸蒸日上，很快购买了一套很大的商品房，让我的那些担心看起来特别可笑。

我曾担心儿子太瘦小，发育不正常，也曾害怕生意失败、流落街头，还常常为自己的健康焦虑，结果，站在时间长河的另一个点，2009 年的我，看到的是我儿子身体倍儿棒，发育良好，我们的公司在多个领域多个项目上都颇有成就，我自己，不仅身体越来越好，减肥也取得了初步成功。

回首往事，我很可惜曾浪费了很多美好时光用来担心和焦虑，但我也知道这是成长的过程。我希望在今后的人生中能够更有智慧地处理焦虑，不让它影响我的幸福。对过往的回忆让我看到了自己思维的荒谬，让我认清了自己是一个凡事都往坏处思考的悲观者，焦虑让我强化了危险、预支了担心。

我真希望自己在 1999 年时能够收到从 2009 年发回的这条短信"少担心未来，多享受现在"，那我就不会因为无谓的担心和焦虑而错过那么多值得回味的美好瞬间了！但这是不可能的，我们不可能穿越回去给那时的自己点拨开化，可我觉得这个活动的意义在于，这条发不出去的短信对我们的现在乃至未来都是有启迪的啊！我们没法提醒 10 年前的自己，但可以提醒现在的自己和将来的自己。

我告诉那个给自己发"买房"短信的朋友："如果你真的想提醒当年的自己，那就现在立即马上，赶快买房！"他深以为然，于是果断买了，事到如今，北京房价又翻了几番，他让 10 年后的自己不再后悔。

每个人的个性缺陷常常会伴随终生，除非你有意调整。我那个买房的朋友是一个犹豫不决的人，之前买房时多次错过机会就是因为这点，后来他果断出手，抓住了机会。而我，忧虑悲观是我的死穴，很庆幸我在2009年"收到"了自己发的那条短信。

后来，在培训课堂上，我经常让学员做这个练习。有一次，有个学员思考了半小时都写不出来，对我说："老师，想说的话太多了，十几个字不够啊！"我告诉他，那就给10年前的自己写一封信。第二次上课时，这个学员告诉我写完了，我说："你可以把这封信当作是10年后的自己写给现在的你，所以，一切都有意义，一切都来得及。"后来，这个学员的人生发生了很大变化，找回了因误会分手的初恋女友，在工作上不再抱怨懈怠，得到了向往已久的升职，和改嫁的母亲也尽弃前嫌。看起来，他真的"收到"了自己从未来发回的信。

< 4 >

有一句话大家都知道，那就是：人生在世三件事——自己的事、别人的事、上帝的事。我们的很多烦恼就是因为分不清到底是谁的事。为上帝的事忧愁，为别人的事操心，却疏忽了自己的事。

很多年前我之所以一直允许自己一胖再胖，30多岁就胖到150斤，是因为我心里总有个声音在说："我现在这么忙这么累，哪有时间减肥？等忙完了再说吧！"现在想起来觉得不可思议，当时肯定认为理所当然。这句话似乎在说"我已经忙得没时间管我自己的事了"。那我到底在忙什么呢？

我想，我很大的精力都用来操心上帝的事和别人的事了。

我们公司曾经有几年经常举行大型户外促销活动，这种活动最怕下雨，当然，会有应对下雨的各种措施。每次活动的一周前我就开始担心，活动当天一大早，即使晴空万里我还是忧心忡忡，生怕下午风云突变，总是要提心吊胆地过一天。下次活动依然如此。我先生问我："就是下雨能怎么地？"我说："其实也没啥，有防雨棚，也可以把活动转到室内，都安排好了。"他就更不解："那你这魂不守舍地算干啥？"我说："我就是不想让它下雨，毕竟影响活动效果嘛。"我先生说："你不觉得你很疯狂吗？连老天下雨都想管！"

是啊，连刮风下雨都想掌控的人，怎能不焦虑呢？难怪我自己总觉得特别累，我似乎一直在暗暗运气，对着看不见的庞然大物发力，庞然大物毫发无损，我自己却元气大伤。

我当然也爱管别人的事。老公的事业、交友、爱好我都会发表意见，他不听就和他吵；儿子的穿衣打扮、学业功课也样样要插手；闺蜜的婚恋不顺，我跟着情感起伏；社会上的很多现象也常常让我感到愤愤不平，周围很多人的生活态度更让我耿耿于怀，不解、不满、不忿。

还有，在我和妈妈的关系中，我一直在试图改变她的想法、态度。我没有想明白的是，她的生活经历影响了她的想法、看法，她重男轻女，那是她的事，我即使不理解不认同，也并没有办法改变。我多年来执着于"如何让母亲改变观念"这个想法，耗费了很大的心力，不仅无助于改善我们的关系，还让我精力严重耗损，对真正属于自己的事却无暇顾及。

开始减肥后，我好像慢慢苏醒了，看到了很多我之前从未看到的问题。我逐步学习从纷繁的事务中抽离自我，对困扰我的这些事进行理性分析，这是谁的事？我自己的事？别人的事？上帝的事？鉴定完毕再审视自己的态度是否妥当、合适。

如此一来，我发现其实绝大部分让我烦恼、忧愁并占据很大时间、精力的事，竟然都不是自己的事。我之所以多年来一直想越俎代庖，有时是界限不清，有时是自不量力，有时纯属吃饱了没事干。比如给一对朋友调解夫妻吵架，人家两口子吵了好、好了吵，我自己耽误了很多时间，还常常陷在其中不能自拔。

在厘清事情的类别后，对于自己的事要负责，对于别人的事要尊重，对于上帝的事要顺服，除此之外，没有他法。如果能在这"三件事"上明断责任和态度，时间富余了，精力充足了，解决自己的问题就变得轻松容易。

我的减肥历程就是一个不断卸下重担的过程，不只是卸下了多余脂肪，更重要的是卸下了本不该由我挑着的担子。那些根本不归我管的事让我一直重担在肩，挑不动又不愿放下，累得气喘还不肯松手，然而，借着减肥带来的思维转换，我一点一点地放下了。

减肥其实非常耗费心力，但它百分之百是自己的事，不是医生的事，不是卖减肥品的商家的事，不是健身教练的事，不是伴侣的事，不是父母的事，不是任何别人的事，而是你应该全权负责的事。

我在这件事上醒悟得不早，幸亏还不太晚，38 岁如梦方醒地看见自己单薄的灵魂住在一个肥胖的身躯里，突然意识到，接下来的人生要怎么过，完全取决于我自己，我决定为自己负责。

减肥，并因此获得成长，就是让丰满的灵魂住在一个轻盈的身体里。

自控力的秘密

< 1 >

很多年前，我曾遇到过一个高人，他是我的高中英语老师曾先生。据说曾先生早年清华大学物理系毕业，后来被下放到山西农村，再后来就"流落"到我高中求学的那个奇葩中学。他不教物理，教英语，因为曾在抗美援朝战场上当过英语翻译。如果不是时代的阴差阳错让这样一位人才命运跌宕，我在那样的学校里不可能遇到他。

曾先生教英语时言简意赅，对顽劣不化的孩子，他懒得多说，对少数愿意约束自己好好学习的孩子，他则格外认真。

有一天，有个同学问曾先生记不住单词怎么办，他没有像绝大多数老师那样告诫大家如何努力如何勤奋，而是提了个建议，让大家回家后做这样的练习——把一碗黄豆用左手（假设你不是左撇子）一颗一颗拣到另一个碗里。大家听了都笑了，有几个爱捣蛋的孩子笑声中还带着奚落。曾先生当时满头白发，马上就要退休，穿着洗得发白的蓝色上衣，经常一个裤腿高一个裤腿低，其貌不扬，深藏不露，很多人拿他不当回事，而我却因为他而对英语发生了浓厚的兴趣，私底下对他更是充满敬仰。

那天曾先生说完"左手拣黄豆"的家庭作业后，我回家后立即实践，一碗黄豆，一个空碗，用左手一颗一颗拣到空碗里，看似容易，实则挺难。刚开始整个人觉得别扭死了，捏不住，心烦，有劲使不上，特别想换右手，也想赶快放弃。而且，不舒服的地方在于，突然觉得自己变傻了，退化了，一碗黄豆费了好大力气才移到另一个碗里。说实话，不知道这样做有啥意义，也不敢问。曾先生在我眼里就是武侠小说中的世外高人，能被他点拨一下就倍感荣幸，怎敢冒昧地瞎问？

就这样，我每天放学回家后，第一件事就是拣黄豆，我相信像曾先生那样的高手之所以把这个"独门秘笈"传授给我们，一定有他很深的用意，只不过我们悟性太低，一时半会儿参不透。

我的坚持渐渐有了效果，用左手的别扭感变小了，捏黄豆的准头也越来越高，速度变快了，更重要的是，我变得敏锐、专注。在拣黄豆的十几二十分钟内，那种专心致志、心无旁骛的感觉是我以前从来没有体验过的。

后来，在我高中艰难的求学生涯中，左手拣黄豆的"功课"我一直坚持着，这个看似简单的重复动作，能让我迅速安静下来。当学校宣布不分文理班，只设理科班时，我的心一下子跌落谷底，委屈失落到难以自持，回家向妈妈求救被冷冷拒绝，更是有万念俱灰的崩溃感。记得有一天，心乱得根本看不进去书，我下意识地拿出一碗黄豆，用左手慢慢地一颗一颗把它们拣到另一个碗里，一边拣一边默默流泪，但是，拣着拣着，心就不乱了，那种山涧静水无声流淌般的清凉感觉让我放松，让我冷静，也让我从愤怒和不甘的情绪中脱离，心里生出一股底气，一股去迎接生命中第一个挑战的勇气。于是才有了我那个让老师同学惊诧的决定，在理科班自学文科。

后来，我上了大学，看了一些书才弄明白，曾先生当年为什么要让我们锻炼左手拣黄豆。现代科学研究表明，人的左右脑不是平衡发展的，绝大多数的人因为惯用右手，所以左脑发达。左脑的记忆回路是低速记忆，右脑的记忆回路则是高速记忆，左脑记忆是一种"劣根记忆"，右脑记忆则让人惊叹，它有"过目不忘"的本事。科学实践也证实，有意识地调动左手、左腿、左眼、左耳，特别是左手和左手指的运动，对大脑皮层产生良性刺激，可以更好地锻炼右脑、开发右脑。

当我的高中同学为记不住单词而苦恼时，我们的英语老师——清华毕业的"大神"曾先生就给出了终极建议：左手拣黄豆，并且，不解释。我不知道我们班是不是只有我一个人怀着对曾先生的虔诚崇拜，回家后默默练功，但我知道自己高考英语能达到90分（满分100分），应该和左手拣黄豆有关。

之所以在这个章节谈起这件陈年往事，其实还是和减肥有关的，很多人在减肥过程中败下阵来都是因为意志力不足，自控力不够，我在少年时代被恩师点拨用左手拣黄豆的故事其实也是一个锻炼自控力的实践，只不过当年的目标是记单词，考大学，现在我们讨论的是减肥。

如果记单词只拘泥于具体的记忆方法，那不是高手出的招，高手给出的建议看似风马牛不相及，但却因为直指要害而作用深远。我在高中三年实践过的左手拣黄豆大法，不仅锻炼了我的右脑，提高了我的记忆力，而且，增强了我的自控力，让我找到了迅速让自己平心静气、思路清晰的好办法。

那么，说回到减肥，大家如果只是不断地讨论什么能吃什么不能吃，吃哪种东西长肉，做什么运动减脂，就会因关注技术细节而模糊了问题的真正焦点。减肥真正的焦点是：为什么我们没有足够强的意志力去鼓励自己做应该做的，控制自己不吃不应该吃的？说到底，为什么我们没有自控力去管住嘴、迈开腿？

缺乏足够的意志力、自控力，这才是减肥人士的最痛点。

< 2 >

我的高中英语老师曾先生当年为解答同学记忆单词的困惑而给出了用开发右脑来增强记忆力的方法，我想，对于解决减肥的困惑，也应该循此

思路，从更深层次去思考：如何才能增强意志力？

畅销书《自控力》（The Willpower Instinct）是作者凯利·麦格尼格尔根据他在斯坦福大学开设的最受欢迎的心理学课程所著，在国内出版后也好评如潮。我有幸在减肥过程中学到了这本书所传授的许多方法，获益之大超出想象。

正如这本书所言，意志力就是驾驭"我要做"、"我不要"和"我想要"三种力量，让这三种力量协同努力，帮助我们成为更好的自己。

这本书提供了很多增强意志力储备的方法，比如：冥想，锻炼，睡眠，健康饮食，祈祷，与家人共度快乐时光等。其实，最让人耳目一新的是书中关于意志力训练的内容。一般人对意志力有误解，认为意志力、自控力是一种只有少数人拥有的特殊才能，大多数人都感觉自己意志力不足，也对此无能为力。特别是减肥人群，更是一边看着自己的大肚腩哀叹，一边为自己没有意志力而气馁。书中通过大量理论和实践证明，意志力像肌肉一样，可以通过有效的训练得到增强，关键是找对方法，坚持下去。

意志力训练有两个法则：第一，从小事做起；第二，用进废退。

训练肌肉时，小运动量的长期坚持非常重要；训练意志力时，在小事上练习持续自控相当重要。心理学家给出的建议是：用不常用的一只手吃饭、刷牙、开门（和左手拣黄豆一个意思嘛）；戒掉习惯说的口头禅；坐下的时候不跷二郎腿；把家里的衣橱认真整理一下；给久未见面的一个老朋友去个电话；或者，用笔在一个本子上记下你每天吃了哪些食物，要尽可能详细。这些看似不相关的事，其实都有一个共同的作用，那就是可以锻炼你的意志力"肌肉"。即使有些行动看起来并不直接服务你的目标，但只要意志力得到增强，你在减肥时就会有足够的能量。

必须加强意志力训练的另一个原因是，意志力具有"要么使用，要么消失"的特性，也就是"用进废退"的法则。有些人常年意志力涣散，任何需要意志力的小事都懒得做，久而久之，他们就会变成毫无意志力的"废柴"，对自己毫无约束，完全靠本能行事，对社会对家庭都是负担。

有些胖友也处在意志力涣散的危险状况，他们没有能力约束自己的饮食和运动，管不住嘴，迈不开腿，不让吃就难受，一运动就痛苦。他们不满意自己的身材，不满意自己的人生状态，但是却不知道该如何改变。

让一个没有肌肉力量的人去举重，肯定是举不起来的；让一个没有意志力的人减肥，也一定会减不下去。所以，有意减肥的人不要对网上的减肥偏方过多留意，而是要格外关注自己的意志力。

你可以做做以下的自测：

·你是否总是对想做的事坚持不下去，对明知不对的诱惑（比如高脂肪食物或婚外情）却无法拒绝？

·你是否对制订计划没有兴趣，因为知道自己无法完成？

·你是否总在幻想有一种神奇的外力来帮助自己解决困境？（对胖友来说，幻想中的无副作用的高科技减肥品、许诺一劳永逸的减肥手术都是神奇的外力。）

·你是否总觉得有人应该对你的人生状况负责，而不是由自己负责？

·你是否想用你糟糕的人生状态（包括肥胖）去惩罚什么人？

·你是否觉得命运对你不公？

以上六个自测题，如果你的答案三个以上为"是"，那么，你必须先努力改变认知和行为习惯，才有可能开始减肥计划，在这个阶段，自控力的培养和训练比具体的减肥举措更重要。

< 3 >

我想和大家分享几个我亲身实践过的增强意志力的方法，希望对大家有帮助。

左手拣黄豆：

前文已经有过介绍，必须说它非常有效，不仅是促进右脑开发，对于锻炼自控力也超级有帮助。别小看这个练习，看起来不费力气，实际上挺有挑战，而且，特别适合减肥初期为自己找借口的胖友们，这么一个简单的动作，你还要嫌苦嫌累就说不过去了吧？如果参与者是青少年肥胖者，那它的功效就更是一举两得。坚持下去，不仅锻炼了意志力，对右脑开发也有促进作用，对于学业功课以及创造性思维的培养都非常有益处。

慢呼吸 20 分钟：

每天抽出 20 分钟时间，放慢呼吸。可以是每天临睡前，也可以是工作的间歇，还可以是每天坐地铁的时候，要求很简单，微闭目，心放缓，将呼吸频率降到每分钟 4 ~ 6 次，也就是每次呼吸用 10 ~ 15 秒时间。关键是放慢呼吸频率，一呼一吸都用心去感受，集中意念缓慢地、充分地呼气，这样才会有助于你充分地吸气。刚开始有点不得要领，但其实不难，稍加练习就会掌握。

放慢呼吸能激活大脑的前额皮质，有助于你的身心从压力状态调整到自控力状态，几分钟后，你就会感到平静，有控制感。坚持下去，会有助于你克制欲望，增强抗压性，增强意志力。减肥开始时，进行过程中，以及实现阶段性目标后，都会遇到意志力挑战，而意志力储备足够的人才能从容闯关。

这项放慢呼吸的训练是经过斯坦福大学研究人员验证过的快速提高意志力的方法，我学习并使用后，感觉特别有帮助。最开始的收获是缓解疲劳，提高睡眠质量，因为我一天不是只做一次练习，而是工作间歇做，临睡前也做。有一天下午，一个重要谈判前，我在办公室先做了半小时慢呼吸训练，之后感觉大脑清醒，自信心增强，情绪也调整得特别好，那次谈判取得了非常满意的结果。

饥饿难耐想放纵自己胡吃海塞时，别着急，放轻松，慢呼吸 20 分钟，很奇妙，心情很快平静下来，欲望的火苗变得没那么势不可当了。这个时候，从从容容吃个健康餐，又一次战胜了诱惑。

长期坚持慢呼吸练习会有极大的获益，强烈建议想减肥的朋友试试这个方法，和你的收获相比，这个练习简直可以说是毫不费力啊！

用水写布练书法：

练习书法可以修身养性，减缓焦虑，更可以锻炼意志力，增强自控力。

特别要感谢"万次水写布"的发明，这是一种在某宝上可以轻松买到的新型书法练习工具，特殊材料制成的布面上用毛笔蘸水书写，笔的触感丝毫不差，写出的字也是"墨迹"，只不过几分钟后就变干消失了，省去了传统书法练习中洗笔研墨等工序，非常适合当代人。

虽然是锻炼意志力和加强自控力的练习，但是，认真琢磨字帖，用心体会书法大家的书写神韵仍然必不可少，而且对练习更有好处。这个练习可以帮助我们注意力更集中，而善于集中注意力的人就不容易受到诱惑。

在每次书写时，毛笔在"纸"上轻轻滑动，我心里会有喜悦泛起，一边琢磨字帖，一边用笔临摹，非常专注。经过努力，字写得越来越漂亮，心中的愉悦感就更强。我经常不知不觉一写就是一个多小时，过程的愉悦，让我沉浸其中，忘了时间。

这是一种投入很小就能让自己感受"心流"（flow）的方法，心理学研究表明，当一个人专心做事时，会有"心流"产生，这样的心境对促进健康、启发创造性思维都有帮助，感受"心流"时就是感受幸福时，所以，也有人传神地把flow译为"福流"。这种健康、积极的满足感可以缓解压力、增强自尊，这正是被肥胖困扰的很多人非常需要的，他们对自身状态的不满以及自卑，常常使他们处于持久的压力之下，不满和自卑也耗损了他们改变自我的能量。

每天抽出40分钟左右练习书法，在凝神静气中积攒力量，可以有效地提高意志力储备，为迎接减肥挑战做准备。

日行万步：

有规律地训练身体是和减肥目标高度重合的意志力训练，它本身可以促进减肥，同时也可以增强意志力，有助于帮助减肥者面对美食诱惑时做到自控。我实践多年的日行万步就属于这一方法。

有人说日行万步强度不大，的确如此，但它的优点也恰恰在于此。高强度的身体训练当然会更快地促进减肥，但很难坚持，一旦停下来，反弹似乎不可避免。日行万步则容易得多，体力好的可以快步疾行，普通人可以常速步行，耗时60～80分钟。

每日坚持万步走，对于提高自控力效果惊人，我坚持一年多之后就发现，自己不太爱发脾气了，而且对于麻辣食品的欲望也降低不少。到现在，我已经坚持了十年多，它已经成为我生活的一部分。

美国的心理学家和生物学家总结出提高自控力的新型疗法，他们的实验对象是 6 名男性和 18 名女性，年龄在 18 到 50 岁不等，他们在获得实验资格后得到一张免费的健身卡，经过两个月的实验，发现他们吸烟饮酒的频率降低，吃垃圾食品少了，吃健康食品多了，也能更好地控制情绪，学习的时间增加了，看电视的时间减少了。两位科学家得出结论，有规律地锻炼身体不仅可以帮助人提高自控力，对于缓解压力、抵抗抑郁也有非常显著的效果。

我亲身实践过日行万步，深知它对普通人来说容易执行也容易坚持，当然，如果你有条件并且能坚持其他锻炼方法，也一定可以取得不错的效果。

忍受，接受，享受

<　1　>

减肥最难的是培养并坚持一种好习惯，无论是每天运动，还是常年吃健康餐，好习惯一旦养成，减肥不可能不成功。培养好习惯时不仅要解决心理不适，也要掌握科学的方法。如果你不了解人的大脑对于新习惯的生理反应，坚持好习惯就特别难。

如果你觉得自己是一个"三分钟"热度的人，那我要恭喜你，你和世界上绝大多数的人是一样的，并不反常。相反，你如果想成为一个能坚持好习惯的人，这才是一件"不正常"的事。但我想换另一个词来形容你的决定，那就是成为一个"非常"的人。你想成为和之前的你不一样的人，你想区别于绝大多数不能坚持好习惯的人，这意味着你想成为一个"非常"的人。

研究表明，培养一个行为习惯，比如：每天读书、写日记、整理房间等，需要 30 天；培养一个身体习惯，比如：减肥、运动、戒烟等，需要 90 天；培养一个思考习惯，比如：凡事都从正面思考、遇到问题先进行逻辑和理性思考等，需要 180 天。

这本书和大家分享的减肥这件事，属于难度中等的"培养身体习惯"，建立习惯所需的时间是三个月。听起来不费力，实际上能够坚持下来的人寥寥无几。在看起来短暂的三个月时间里，实际上有四个难关在等着你，每一关都有人中招，都有人倒下，都有人退缩，但是，如果你对这四关有清醒的认识，度过考验就没那么难。

第一关，反抗期（第 1 周—第 3 周）

对人类的大脑而言，其实无所谓好习惯和坏习惯的分别，习惯就是习惯，都是把重复的行动化为无意识的行动。建立好习惯的难处在于，你必须用新的好习惯把旧的坏习惯"覆盖"了。但是，对人类的大脑而言，保持在原有的固定的状态会感觉比较舒适，有变化则被视为威胁。正因为身体对"培养新习惯"的变化感受到了威胁，所以，大多数人对于新事物都是"三分钟热度"。

在培养新习惯的第一个阶段，身体的反抗是狂风暴雨式的。

我开始控制饮食的前三周，无论生理上还是心理上都感觉到强烈的对抗，改变旧习惯带来的不安全感、恐惧感，以及忍饥挨饿之后的生理反应，让我不止一次地想退缩，想逃避，想放弃。那个阶段，每一天的坚持都极为可贵。

很多人在这个阶段放弃，除了因为心理和生理上的不适之外，还有一个重要原因是他们对减重数字过于看重。其实，在这个阶段，体重秤上出现的变化不重要，坚持习惯更重要。不要在意这三周到底能减去多少体重，而要尽全力坚持预设的饮食计划、运动计划，不该吃的东西坚决不吃，不该吃饭的时间坚决不吃，该运动的时候绝不能偷懒。

当然，很多人没有预想到刚制订的减肥计划就遇到身体这么强烈的反抗，对反抗期的无知或认识不足也是失败的原因之一。如果心里有准备，就不会感到猝不及防。

第二关，不稳定期（第 4 周—第 6 周）

接下来这三周身体的反抗没有那么狂风暴雨了，你似乎能感觉到自己对饮食已经有了一些掌控感，但是，习惯并未养成，你会发现自己仍要靠意志力和旧习惯对抗。

不稳定期说白了就是时好时坏，你有时候会觉得坚持健康饮食也不难，另一些时候就觉得实在是减肥减得"生无可恋"，特别想放弃。这都是正常的。

不稳定期最容易被环境和他人影响，比如，说好的晚上不吃主食和荤菜，遇到朋友聚餐就破了戒；说好的每天走一万步，结果连续加班累到抬不起腿。在这个阶段，既不要过分苛求自己，也不要就此"破罐破摔"，而应该积极补救，保证习惯的坚持是一条不间断的波动曲线，有波动不怕，只要不停止，就不算放弃。比如，前一天晚餐聚会吃过量了，第二天就自动成为"轻食日"，只吃青菜、水果；连续加班停止运动后，调整几天接着来。习惯的养成并不意味着一次例外都不能有，而是在一个长期的过程中有 80% 的时间在重复并坚持。

第三关，稳定期（第 7 周—第 9 周）

这个阶段，新的习惯已渐渐被大脑接受，生理和心理的反抗都变小，减肥效果也初步显现，心情比前两个阶段舒服愉快了很多。

周围人会看到你瘦了，对你的肯定和夸奖让你自信增强。

相对来说，这个阶段是挑战最小的，也是最容易低估旧习惯力量的，因为，稳定期并不意味着习惯已养成，接下来还有挑战要应对。

第四关，倦怠期（第 10 周—第 12 周）

这是养成好习惯的最后一关，这三周你会发现，减肥并不是个短期的事，要想保持成果就必须长期坚持体重管理。所以，度过了最初的反抗期和不稳定期，也享受过减肥初见成效的稳定期，你不知不觉进入了倦怠期。

这个阶段，你对减肥这件事的新鲜感不强了，也不想因此牺牲太多人生乐趣，再说，毕竟已经减了不少，是不是可以就此打住，然后"保持住"减肥成果就可以了？你开始在心里发问。

倦怠情绪在所难免，有所放松也是人之常情，但是，已经披荆斩棘走到这个阶段，我必须告诉你，克服倦怠，保持习惯，并且及时从观念上把减肥升级为体重管理，你才有可能继续减重，并且保持成果不反弹。

在第四关"晚节不保"的人特别可惜，倦怠期的麻木、乏力是反弹复胖的温床，我的经验是：这个阶段一定要完成观念的改变和认知的升级，一定要把对减肥这件事的认知从"一阵子"转变为"一辈子"，或者更准确地说，把减肥变为体重管理、身材管理。只有这样，才能安然度过倦怠期，把好习惯一直保持下去。

< 2 >

我在减肥过程中，除了按部就班地经历了上述四关的考验，从主观感受上，我的体验也经历了三个阶段，那就是：忍受、接受和享受。

刚开始节制饮食时，各种麻辣鲜香都要适可而止，朋友聚会也要三思后行，这种限制和束缚让人感到别扭、憋屈、不自在，这个阶段真的是在忍受。什么是忍受？看看"忍"这个字，心字上面一把刀，能舒服吗？很疼，就是那种和旧习惯割裂时的疼，疼得你想放弃。

这个阶段最消耗意志力，你必须脑子里一直绷着一根弦，时时提醒自己，坚持，坚持！第1周到第3周的反抗期，第4周到第6周的不稳定期，我都是用极大的毅力在忍受。差不多有一半的人在这个阶段就放弃了，因为，忍不下来，忍不下去。

六周的时间里，肯定有忍不住"偷吃"而破戒的情况。对此，不要过于紧张，别因为一次半次的管不住嘴就觉得天塌了，其实这是正常现象，第二天补救一下，吃得清淡一些就可以了。

这个阶段要警惕的是"破罐破摔"心理。所谓"破罐破摔"，就是指一个人做了错事不是积极改错、补救，而是放任自流、不管不顾甚至自暴自弃。

减肥过程中，新的、健康的好习惯还未养成时，无论是坚持运动还是坚持健康饮食，一定会有没守住原则的时候，很多人在这种情况下，很容易就破罐破摔了。比如，晚饭后突然想吃薯片，吃了一两片之后意识到不该吃，于是就想反正也坏了规矩，已经这样了，那就索性吃个痛快吧！于是，一大包薯片进肚里了；还有，朋友相邀盛情难却，赴约吃了丰盛晚餐，回家后开始内疚自责，于是感觉万念俱灰，痛恨自己就不是减肥的料，第二天中午破罐破摔地又主动约人再一次大吃二喝；再比如，运动计划因为某些原因中断了几天，过了几天后完全有条件恢复计划，但却感觉一切都晚了，来不及了，反正也中断了，索性就这么着吧！于是从此再不运动。

有"破罐破摔"心理的人最深层的原因往往在于潜意识里自认为是"破罐子"，早摔晚摔都是个摔。对自己接纳度不足的人，反而容易对自己提过高要求，一旦有不完美的情况发生，立马泄气，潜意识里竟是一种预设得到印证之后的满足："怎么样？我早就说你不行吧？你本来就没毅力，还非要闹着减肥，这回死心了吧！"这种心理前提下，导致这样的人在做任何新的尝试时，都是从"过高要求"起步，迅速跌落到"过快否定"，最后止步于"过早放弃"，不仅减肥不容易成功，还可能在事业、爱情等多方面受阻。

减肥进程中，要想跳出"破罐破摔"的魔咒，首先要降低对自己的期望值，不要奢望自己是意志力"超人"，一旦立志就能矢志不渝，要允许自己犯错，允许自己软弱，你的目标是减轻体重而不是成为一个完美的人。

遇到这类犯错事件，要做到八个字：停止自责，及时止损。不过度自责反而不会"破罐破摔"，这很奇妙，因为过度自责就是在印证自己是"破罐子"的心理假设。把焦点放在"止损"上，就会产生积极后果，比如，吃了几片薯片后，停下来坚决不吃了，然后离开沙发站起来，边看电视边原地走十几分钟；聚餐吃得过量了，第二天素食一天，并增加半小时运动，等等。减肥成功的人，不是从不犯错、从不破戒，而是不把精力用在过度自责上，及时矫正错误，恢复健康习惯。

在减肥开始的第1周至第6周，的确需要用意志力忍受，要忍受迟迟减不下来体重的挫败，要忍受建立新习惯的艰难，要忍受偶尔犯错后强烈自责带来的自我放弃感，要忍受对自己过高期望落空之后的灰暗情绪。

< 3 >

在第 7 周—第 9 周的稳定期和第 10 周—第 12 周的倦怠期，我的感受从"忍受"变成了"接受"。看起来，难度在变小，不舒服的感觉不再强烈。

这不仅仅是时间累积的结果，更是主动进行心理调适的结果。甚至可以说，如果心理调整进行得到位，忍受期会缩短，会更早进入接受期。

接受是认清现实和承认现实，接受自己的凡人本质，接受事物自有的规律，不对自己存过高期望，不对过程挑剔抱怨。当然，接受还是有无奈的成分，虽然痛苦不再强烈，但还没有完全心甘，甚至还会有些许的委屈。

我首先学会了接受自己是易胖体质，接受自己家族有肥胖基因，接受我必须严格遵循"管住嘴迈开腿"的铁律才有可能瘦下去，接受自己这辈子都不会享有极少数人的特权——"怎么吃都不会胖"。

对于健康饮食的要求，对于每日运动的要求，我接受这是减肥必须遵守的规律。心理学的学习背景让我较快地从"忍受"过渡到"接受"，对旧日伤痛的抚慰和治疗帮助我更好地接纳自己，不再自我贬低和苛责，也就杜绝了"破罐破摔"现象的发生。可以说，"忍受"的阶段是必须挨过去的，"接受"的阶段则是相对稳定和轻松的。但是，如果只是止步于"接受"，减肥并不会万事大吉，反弹的威胁时时都在，在"接受"的平静表象下隐藏的委屈和不甘一直伺机反扑，我曾经就被反弹的浪头拍晕在沙滩上。

2006 年开始减肥两年后，我减掉了 25 斤，保持两年多，在 2010 年出现反弹，长了 8 斤，这和我一直止步于"接受"这个态度有关。我当时并不喜欢运动，也不喜欢饮食清淡，只是因为有减肥目标，才不得不这么做。当时我的态度是，我接受，并不代表我喜欢。

接受的态度不可能带来体重管理的长治久安，一些生活变故或环境变化，很容易激起你的情绪反应，从而在饮食和运动两方面出现管理失守、旧习惯"复辟"的现象。我那次反弹的刺激源是父亲病逝，自责和内疚被唤起，自控力随之下降，从无意疏忽到故意懈怠，不到一年就复胖 8 斤。

之后，我认识到，内心一丝一毫的委屈和不甘都会成为"复辟叛军"的"卧底"，对于体重管理这样的百年大计，只有"接受"这个态度远远不够。

所以，我根本不敢把减肥当作单纯地减轻体重，如果没有一直持续不断地修通自我、观照内心，我无法从这个阶段走出，也无法继续减重到 100 斤以下。

支持我越减越轻松的是认知的又一次升级，从"接受"变"享受"。

在最近这六七年，我的减肥历程就大不一样了，因为我对于减肥或者体重管理所要求的饮食清淡和坚持运动，完全是享受其中。我爱上了吃蔬菜，那种简单烹调后才能吃到的原味让我着迷，我爱上了粗粮杂粮，五谷的香味胜过一切人工的添加剂，我也常常陶醉在做运动的过程中，早就忘了这样做是为了保持体重，我享受的是运动本身的快乐。

当然，这不是某一天突然发生的，而是循序渐进的转变，在这一转变过程里有一些方法，我可以和大家分享。

比如，日行万步时，我一般会戴上耳机听喜马拉雅电台，各种音频节目都非常有趣，我喜欢听的《东吴相对论》《晓松奇谈》等内容，让我的运动计划执行起来格外轻松，坚持一段时间后，我发现，在每晚一小时的步行后，通体舒泰、思路清晰，大脑和大腿都变得强健。这感觉让我着迷，简直欲罢不能，所以，坚持下去毫不费力。

饮食习惯也如此，以往常年嗜食肥甘味厚的菜肴，口味越来越重，味觉越来越迟钝，有意识地拒绝油腻后，经过一段适应期，味觉得以恢复，不需要很重的味道就感到了满足，有时被人请吃油辣馆子，反倒觉得腻口，不舒服，或者盐太重，齁得慌。现在的我，吃得比以往清淡许多，满足感和幸福感却比以往浓烈许多。我是真的爱上了健康饮食，是享受，而不是接受。甚至，我对于两餐之间和临睡之前肚子空空的感觉也很享受，那种微微的饿，让我觉得自己轻盈又有力量。

因为是享受，心底不再有委屈和不甘，坚持的难度变得很小。对于需要终生保持的体重管理，"忍受"、"接受"的态度都只能是暂时的，"享受"的心态才会让你一直保持苗条。

<　4　>

其实，不光是减肥，人生的很多事都是一个理儿。

比如，困扰很多年轻学子的记英语单词，有些人在手机上安装一个APP，定一个计划，每天完成计划后在微信"朋友圈"里打个卡，但是，遗憾的是一般坚持不了多久，大家在"朋友圈"见多了这种虎头蛇尾的故事。但是，如果你真的喜欢通过英语去了解不同的文化，享受不同文化带给你的撞击，你在经过"忍受"、"接受"这两个必经阶段后，顺利抵达"享受"阶段，学英语记单词就不难坚持了。我的单词量就是在爱上英文小说后自然提升的，从《追风筝的人》到《了不起的盖茨比》，本来是完成老师的课外作业，可看着看着就看进去了，之后，又买了很多本，临睡前读几十分钟英文小说成了一天最惬意的时光，早忘了学英语记单词的目的，单词量反而迅速提高了。

我一个朋友卖保险，刚开始是迫于生计，总感觉自己是厚着脸皮去求人，忍到自尊心破碎的地步。后来，听说很多保险界的牛人也走过这条路，心里平衡了许多，从"忍受"变"接受"，虽有不甘，但比以前理智多了。坚持做了两年多，业务挺有起色，但是收入的提高抵消不了时时袭来的倦怠感。他迷茫了，想转行，又放不下这几年积攒的人脉。痛苦纠结多日，找到一位前辈，前辈的指点让他茅塞顿开，前辈说："你如果能真心喜欢和不同的人打交道，真心享受每天的工作就是认识不同的人，了解他们的故事和需求，你就不会觉得自己是在求人，也就不会感到难以坚持了。而且，到那时候，拿到单子是交了朋友之后轻而易举的副产品。"可想而知，这样的点拨对于我那位困惑的朋友多么重要。

我先生的戒烟过程也如此。开始的半年是在"忍受"，忍受烟瘾袭来时身体各种不适，忍受每到下午三四点莫名的困乏，忍受朋友聚会无法和别人交换香烟的尴尬，等等。后来，慢慢地从"忍受"变成"接受"，烟瘾不大了，难受劲也小多了，也不用费力和别人解释为什么不抽烟了，这个阶段持续了一年多。据说，有人戒烟两年后还有复吸的，也许就是受不了"接受"这个过程的无聊和被动，毕竟不是心甘情愿的行动，只是理智思考后的决定。

我先生戒烟真正成功的标志是他开始"享受"不抽烟，他告诉我，戒烟之后味蕾得到恢复，吃饭比以前香多了，而且不用每天惦记着装烟带火，嗓子总是清清爽爽，说话都觉得舒服利索，身上没烟味了，鼻子也灵了，经常闻得到花香草香饭香。最让他享受的是，他可以掌控自己的行为习惯、身体习惯，他不是习惯的奴隶，而是习惯的主人。这种感觉给他的满足感让他再也不愿拿起香烟。

从"忍受"、"接受"到"享受"，这三个阶段的进阶不是必然的，很多人终其一生做的很多事都是徘徊在"忍受"这个阶段，带着强大的克制和隐忍，或许是出于对目标的渴望，或许是出于对半途而废的恐惧，他们尽管做着正确的事，但却一直呈现出忍辱负重似的悲壮。一来，这种状态坚持不了太久，二来，即使实现目标也不容易保持。

勉强忍到了"接受"这个阶段，理智的成分似乎多了一些，也许是客观地正视现实，也许是消极的"认命"。"接受"这个过程不是很痛苦，但也不够积极。很多人缺乏对自身情绪的探索，缺乏自我成长的动力，一生中的很多年，就停留在这个阶段，没什么不好，但过程的乏味让结果也少了很多甜蜜。

所以，"享受"才是对一件事最好的态度，减肥如此，其他事也如此。从考验意志力的"忍受"，到理智驱动下的"接受"，如果能升华成为心甘情愿、乐在其中的"享受"，不仅可以坚持做下去，而且，在过程中的满足感会提前给你奖赏。亲身体验过的人会因此学到一种全新的思考习惯和行为习惯，足以应对各种挑战，也更容易品尝到幸福。

打破轮回，做治疗的一代

< 1 >

　　我在减肥进行到一个阶段后，随着心灵的成长和强大，我开始学着对我妈的无理要求说"不"。因为我不再"顺从"她，拒绝被她安排人生，她很多时候把火气撒到我父亲身上，搞得我父亲特别难受，他不愿责备我妈，也不忍心怪罪我，一直处于左右为难的尴尬处境，内心肯定备受煎熬。

　　2008 年 5 月，刚过 70 岁的父亲查出肺癌，三个月后就去世了。这个突发事件让我陷入了强烈的自责情绪中，无数个思念父亲的夜晚，我都在愧疚和懊悔，埋怨自己为何不能像以前那样再忍一忍，何必要和我妈起冲突？如果我继续隐忍，顺着我妈的意思，她就不会为难父亲，父亲也就不至于这么早去世了。

这个想法折磨了我一年多时间，也间接地促使我在 2010 年出现了一次体重反弹，从 125 斤长到了 133 斤，反弹了 8 斤。在参加一次心灵成长小组时，我把内心的苦痛和歉疚说了出来，一个导师告诉我，这是我习惯性自责的表现，把根本不是自己的责任揽到自己身上，并为此批判自己。她说："你在这个问题上不能自省，就会回到以前的老路上，在责任感边界上模糊不清，从而诱发出很多状况。"

在此之前，我被后悔和自责深深折磨，再加上对慈爱父亲的思念，我原本已大大好转的失眠和焦虑症状，又复发了，焦躁的内心影响了饮食习惯，我不由自主地开始多吃，也不再有能力坚持运动。我知道，导师说得对，我的确经常"习惯性自责"，这是多年来不健康的母女互动模式的后遗症，也是我母亲能够掌控我的一个"按钮"，只要我被启动了"自责模式"，就会批判自己，自动退缩，既不敢维护自己的权利，也不敢拒绝不合理要求。如果我不能对这个情结有清醒的认知，我和母亲的关系就有可能退回到从前。

父亲去世后，我妈开始有事没事给我打电话。之前很多年，她不仅从不给我打电话，而且我每次打电话回家，都是我爸接，甚至打到我妈手机上，她一看是我，也会把电话给我爸。我当时不止一次地想，我妈是有多不喜欢我啊，连电话都懒得听。所以，她主动给我打电话让我感到很稀奇，她也没什么事，就是先问我在哪里，我回答在工作，然后她的腔调就变得哽咽了，说："没事，我没事，真的没事，你不用惦记我，真的不用，我挺好，挺好的……"如果不是经过学习和成长，对我们母女之间的关系有深刻的了解和省察，我一定会像以前一样，立即飞奔回家，看看需要我做什么。但我知道，那样我就一辈子出不了这个怪圈，对方就会被赋予一种权力，什么都不用干，只要念几句"咒语"，我就会方寸大乱。对这个问题的深刻反思和对"习惯性自责"的觉察，让我学会了用新的方法来应对。我冷静得看似淡然地说："好的，没事就好！如果有什么事，您一定要'直接'告诉我，有急事叫我妹妹也行。"毕竟，我为妹妹和妈妈分别安排的住处就在市中心的一条巷子里，走路不过几分钟，我没有不尽责。

我必须表现出不为所动的冷静，对她这样错误的沟通模式不做回应，让她慢慢适应新的、更健康的沟通模式，如果有需要就直接说出来，要求合理，而且在我能力范围内，我一定满足她，但是，不能再用老一套的办法，启动我的"自责模式"，让我没来由地感到愧疚，然后再利用我的愧疚达到让我乖乖就范、"自己看着办"的目的。

父亲去世后的前两年，类似的通话形式一来一往经常有，到后来，我妈大概看到了我的坚决，不再这样打电话，改成有事说事了。

其实，每次接到我妈的电话，我都会放下电话后立即联系我妹，问她我妈最近的情况，身体啊情绪啊，毕竟她们几乎天天见面。而且，我妈退休后应聘到一家民营医院做医生，身体各方面都不错。我妹每次都告诉我，"很好啊，没啥事啊，正常上班下班，看起来情绪不错啊！"我听了就放心了，同时也验证了我的猜测，她的确没什么事，打电话不是为了让我"宽心"，而是想让我"操心"，这是我们几十年来的病态交流模式，这样她就可以"拿住"我。我也的确曾这样被她"拿住"了很多年。

< 2 >

从和母亲非正常的沟通模式中逐步抽离出来，花了很多年的时间，这中间，如果没有心理学知识的装备和不同老师的启发、引领，我是坚持不下来的。在成长和独立的路上，一种来自于文化的压力也不容小觑。我们的文化似乎并不鼓励做儿女的和父母树立界限，也不鼓励儿女用"拒绝"来回应父母的无理要求，所以，在对母亲改变态度的初期，我内心很忐忑，不孝、冷漠、寡情、自私，都是我最害怕被贴上的标签，尽管周围的街坊邻居常常夸我懂事、顾家。但这些成长过程中的痛苦，和我脱离这段被捆绑的关系，真正实现心灵成熟之后的喜悦自由相比，都显得那么不重要。最关键的，我终于"知道"自己是谁了，所以，我不需要让每个人都理解我、认可我。

从这段关系中走出，再看母亲和她的原生家庭的关系，真的就看到了所谓"历史的宿命"，心理学上所说的"代际传承的悲剧"。

妈妈和外公外婆一辈子痴痴缠缠，她用大半辈子的时间来哀怨挣扎，耗尽一生，似乎就为了从她父母嘴里讨一句"对不起"，但她并未如愿，外婆早早去世，外公健在，但他老人家心强嘴硬，并不认为自己当年做错了什么，而且，在妈妈不断主动出钱出力为他们做贡献后，也没有给妈妈她想要的认可。其实，我妈和我一样，也是"讨好人格"，她想用不断地讨好来让她父母和家人承认她，为曾经对她的疏忽和冷落而抱歉、愧疚。

令人难过的是，我妈一辈子不被她的父母认可，她也一辈子不认可自己的女儿，不光对我，她对我妹妹也是挑剔指责多，很少鼓励，从不祝福。

中国的很多家族里都在上演这种悲剧，代际传承的悲剧，上一代的受害者没有得到安慰和治疗，最终蜕变成迫害者，对自己的后代重演他们曾深受其害的戏码，然后，这一代的子女因为没有反省、觉知，也缺乏相应的支持，继续对他们的下一代子女进行"迫害"……就这样，似乎子子孙孙无穷尽也！

所以，著名心理学家李子勋老师的主张特别有启发性，他说："我们要做治疗的一代！"他鼓励我们要探索内心，找到痛苦根源，回溯原生家庭的一些创伤体验，不是为了报仇、算账，让上一代人为我们的痛苦买单、负责，而是要通过这个过程治疗自己，不让这种不健康的关系和模式继续影响下一代。每个家族都必须有人首先做治疗的第一代，这种代际传承的悲剧轮回才能被停止。

我想，这就是我要做的。

我不能陷在对妈妈的批判中不能自拔，也不能为自己不愉快的过往黯然神伤到永远，我的治疗是从正视伤害开始，但必须以饶恕来结束，没有发自肺腑的饶恕，内心的怨毒、愤恨会一直无法排遣，这其实是允许伤害继续存在。

只是，饶恕的过程的确太难太难，特别是在对方并不认错的前提下。妈妈一直想让外公外婆对她说句抱歉，因为等待无望，她的怨恨就无休无止。我不想走我妈的老路，我不能把自己的饶恕建立在她的态度上。

饶恕是一个单向的行动，不必对方配合，无须等到对方认错，这是我在饶恕课程里学到的最重要的东西。饶恕是一个决定，是一种意志行为，是一系列充满坚定意念的行动，是对苦毒、抱怨、报复唯一的疗法，是治愈心灵伤痛的最佳途径。饶恕比最沉重的痛苦都有力量。

很多人可能有和我类似的经历，也许你们也在寻找让心灵恢复宁静、让生命焕发活力的方法，我想，我的经验也许可以借鉴，那就是，治疗，并且饶恕。

没有治疗不能奢谈饶恕。我曾经想跨过治疗的痛苦过程，勉强自己去努力饶恕，但，真的做不到。心中的伤口在淌血，错误的模式没有被纠正，导致新的伤害源源不断，在自怜自艾、怨天尤人的情绪下，没有自我伤害自我毁灭已经难得，何谈饶恕？

所以，不要幻想自己的道德高度异于常人，伤痛没有得到有效处理之前，饶恕的确很难。就像我们受了外伤，一定要先到医院止血、包扎、上药，有效的治疗告一段落后，再讨论是否免去施害者的赔偿责任。外伤如此，内伤也一样。内心的伤害也需要类似的治疗，确保对我们的身心健康没有危险后，才能谈到饶恕。

同时，饶恕不是一次性的动作，而是持续进行的行为，《圣经》上说要饶恕"七十个七次"，它不是一个数学等式，而是一个灵魂等式，它是一个隐喻，意思是持续进行，多次进行。

减肥是我治疗昔日伤痛的一个突破口，你也可以有自己的突破口，只要是打破常规的、让自己变得更好的行动，都可以当作突破口。

我分享经历不是要给大家提供方法，而是为大家鼓舞勇气，减肥50斤是我摆脱不健康家庭模式、不健康生活习惯之后的效果，也许你的效果表现在其他方面，但一样会无比深刻，足以影响你之后的人生甚至整个家庭，乃至子孙后代。

< 3 >

我决定饶恕后，第一个改变是，不再问上帝："你为什么要让我有这样一个妈妈？为什么要让我经历那样一段痛苦？"而是问上帝："你希望我在这段经历中学习到什么？你让我经历这段痛苦的意义是什么？"

这个思维转向让我看到了亮光，充满觉知的亮光，我第一次发现，原来，我一直视为痛苦根源的母女关系竟然也是造就我坚强性格和丰富阅历的资源宝藏，我一直觉得不堪回首的青春期其实也充满了决定美好未来的幸运和恩典。

我多次转换职业跑道，不断迎接挑战，不得不说有赖于我没有被娇生惯养，竞争意识比较强；高中求学时期的坎坷当时觉得苦不堪言，但却让我养成了很多好习惯，也培养了较强的意志力；多年揣摩母亲的心思，一直谨小慎微地看她的脸色，让我细腻敏感，有超出常人的直觉，在商战中可以保持警觉，很少失误；甚至我曾经对人性的悲观，也让我在生意场上不轻信、不幼稚，能够保持足够的职业冷静。多年后离开商界，成为咨询师、培训师，正是我在原生家庭经历过的痛苦以及之后的思索，让我彼时彼刻能够和咨询者、学员感同身受，深度共情。

我开始感谢曾经所有的经历，比如一直以来视为憾事的"求学时期没谈过恋爱"，从高中到大学，尽管少了很多玫瑰色的浪漫，但磨炼了我的专注品质，让我能够抛开杂念、无视干扰、专心致志做好手中的事，这些训练为我之后做记者、广告人、开公司都打下了难得的基础。

这个认知上的转变，让我心中豁然开朗，不再感到委屈，不再对年轻时的自己充满歉意和心疼，而是庆幸自己在足够年轻、足够强壮时就经受磨炼。与其在三四十岁的半老年纪由于缺乏人生阅历连"傻白甜"都做不成，只能做一个不白不甜只剩下傻的"老白兔"，我宁愿成为现在的自己——自信、独立，有伤痛、有故事、有经验，不害怕黑暗，但更相信光明。

当我看见这些时，就看到了上帝的恩典。

同时，我还学到了为人父母很重要的一课，那就是谦卑地对待孩子，不要因为身为父母就自以为是道德完人，不仅要学会认同孩子的感受，体会孩子的内心，还要勇于为自己的过失向孩子道歉。

我外公至今也不肯对我妈说一句"对不起"，但我不相信他在夜深人静的时候真的没有过反思和内疚，他只是不愿意低下他那"为人父母"的高傲的头。我们的文化从来不会要求父母对孩子认错，一句"天下无不是的父母"就把父母的任何过失都择干净了，谁还愿意道歉和认错？我妈也丝毫没有在我面前表现出悔意，但我相信她不会没有愧疚和后悔的瞬间，她和我外公一样，被为父为母这个身份架起来了，一直端出一副"我所做的一切还不都是为你好"的架子，让他们不可能把姿态放到和儿女平等的位置。

但是，我决定做治疗的一代，就要从我这里开始，切断这个在我们家族流传下来的坏传统，当然，这也是很多中国家庭的坏传统。

我不再把焦点放在母亲何时向我道歉上，而是，回忆过往养育儿子时的过失，勇敢地向他道歉。

< 4 >

我儿子从小上寄宿学校，受了不少委屈，当时我和他爸工作都忙，只

得如此。

很多年我都没觉得在这件事上对孩子有亏欠，因为他上的寄宿学校条件十分优越，我还曾沾沾自喜，觉得自己有能力为孩子提供普通人享受不到的条件。在放下架子，学习体会孩子的内心感受后，我才猛然醒悟，让一个 6 岁的孩子每周 5 天住校其实挺残忍的。我不是说这个方法多么的不可取，而是自己这么多年竟然从来没有从孩子的角度思考过这件事。

这么一想，很多往事涌上心头，儿子每周日晚上返校时哭得红红的双眼，想家时给我打电话时哽咽的话语："妈妈，我太想你了，你帮我想想办法吧！"以及每当假期结束前就会因为恐惧上学而生病，这一切，我当时竟然觉得是孩子太娇气，太不像"男子汉"，因此不仅没有体谅、安慰，反而是冷言冷语，还自以为是地觉得对他不理不睬才有助于培养孩子坚强的品格。

孩子长大后，我对他也是严厉多，关爱少，他一上初中，我最关心的就是他的学习成绩，对一个青春期孩子的烦恼丝毫不体谅，只要成绩不理想，一个月都不给孩子好脸色。孩子很怕我，回家吃饭时，一说话就偷看我的脸色，我爱人实在看不下去了，对我说："你这个样子只会把孩子吓坏，根本不会让他上进。"

我深深地愧疚，很多天在回想往事中不断流泪，为自己的失职和冷漠震惊，也痛感自己和妈妈还是很像的，在疏忽孩子的情感方面，简直如出一辙。我的青春期过得那么艰难，我也让我的儿子尝到了不被接纳的痛苦。

对于我和母亲关系的痛苦反思，让我看到了自己在和儿子关系上的错误"传承"，如果我想做治疗的第一代，希望类似的苦痛不要在我们的家族重演，我就必须做一个有别于我的母亲，有别于我的外公外婆，甚至有别于所有在传统文化影响下死不认错的中国父母的新型母亲。我要为自己的过失、错误甚至对孩子的伤害主动道歉，尽管我的儿子没有提出这样的要求。

儿子上高二时，我给他写了一封长信，把自己对很多错事的反思都写了出来，一边写一边流泪，写到痛处，因为悔恨和对当年那个小不点的心疼，几乎痛哭失声，恨不得时光能倒流，让我可以重新来过。

我告诉他："妈妈太失职了，让你那么小就受了很多委屈，在你需要鼓励、温暖的时候却责怪、挑剔你，你没有怪罪妈妈，一直那么相信我。你是一个好儿子，我却不是一个好妈妈。妈妈今天向你道歉，希望你能原谅我，也想告诉你，儿子，妈妈今后会努力改变！"信很长，也因为情绪激动，写了好几天。

本来是想让儿子自己看这封信，后来，决定当面念给他听。这是我和孩子他爸共同决定的，他特别支持我这么做，并表示自己也有很多地方对不起孩子。

读信的那天晚上太难忘了，我们一家三口坐在床边，我忍着哽咽慢慢地读着，儿子静静地听着，就像他小时候听我讲故事一样，看起来不动声色，但我知道他特别专心，在读信的过程中，我的眼泪止不住地往下流，好几次都难受得念不下去了，儿子的眼泪也扑簌簌地往下掉，孩子他爸早已捂住了眼睛。

就这样，一封信读完了，我们三个谁都没说话，也说不出话了，孩子他爸擦干眼泪说了一句："儿子，抱一下吧！"父子俩就抱在了一起。过了一会，儿子拉起了我的手，慢慢地贴在了他的脸上，这是他小时候最爱做的动作，每次我给他讲睡前故事时，他都是这样，一边眯着眼睛听，一边把我的手贴在他的小脸上，我的手心皮肤上，似乎还留着记忆，留着对他细腻的小脸蛋的记忆，一转眼，他已经是个大小伙子了！他的这个动作唤醒了我所有的记忆和情感，我抑制不住地抱住儿子大哭起来……

道歉对于伤痛有着神奇的治愈效果，特别是过错方发自内心的道歉。我道歉不是因为怕孩子长大以后怪罪我，而是心疼孩子曾经受的委屈和伤害，我无法穿越时空去修改历史，能做的只有通过道歉来让孩子的伤口早日愈合。

我曾无数次幻想我的妈妈有一天会醒悟，对我说一句："宝贝女儿，妈妈让你受委屈了，我的很多做法伤害了你，这么多年你为家里做了很多事，我特别谢谢你。"虽然直到现在还没等到，但给儿子读完信的那一刻我释然了，如果我受的苦能够帮助我及早醒悟，对儿子的感受可以更好地体验，让他不至于像我一样煎熬到中年，那这一切就都是值得的！我足够成熟，也足够强大了，儿子才刚刚开始人生的路，我的及时醒悟会让他不再背负重担。

带着思考回顾往昔，我不仅看到了自己曾经遭受的伤害，也看到了我对儿子的伤害，心理治疗和心灵成长疗愈了我的伤痛，也让我学会了饶恕，我的内心变得柔软、谦卑，有能力与儿子感同身受，愿意站在他人立场考虑问题，尊重别人的观点和选择，这是我和儿子可以有一个更健康的母子关系的基础。同时，我也庆幸自己有勇气能成为家族中打破"代际传承"悲剧轮回的人，我所做的努力不是批判、抱怨上一代乃至上上一代的错误观念和养育方式、沟通方式，而是从我做起，纠正家族承袭下来的问题模式，让我的下一代、下下一代不再陷入我和母亲曾经痛苦挣扎的深渊。

我的诚心悔过让儿子看到了我的改变，他看到我在乎的是他这个人而不再是他的成绩，内心的抗拒变小后，他的学习动力明显加强了。那次道歉的影响慢慢显现出来，儿子愿意和我聊天，陪我看电影，回家后常常笑意盈盈，洗澡时还吹着口哨，我和他爸每每在浴室外听到后都不由得相视一笑，爱意在我们家流淌，全家人都享受着一种说不出的温暖和亲密。

感恩改善睡眠

< 1 >

　　睡眠不足的危害怎么强调都不过分，特别是在这个都市人以熬夜为时尚的年代。长期睡眠不足会让人感到压力，萌生欲望，容易受到诱惑。睡眠不足对大脑的影响就像是轻度醉酒，而一个醉酒的人是毫无自控力的。所以，在减肥过程中，总是睡眠不足的人更难以抵制高糖分、高脂肪的不健康食物，也更难以坚持做有益健康的运动。

　　我从高中起就睡眠不好，工作后更是长年如此，常常感到压力很大，对食物的渴望几乎无法抑制，当然就变得越来越胖。睡眠不好对皮肤的损伤也让人触目惊心，我的整个青春期以及之后的很长时间里，痘痘一直层出不穷，而且不化妆的时候脸色晦暗、黄黑，用任何高级化妆品也无济于事。

失眠的痛苦让我遍寻名方，试过好多中药西药，甚至民间流传的苗药、藏药等。不能说一点效果都没有，但总是反反复复，让我一度以为此生大概再也无法睡个香甜无梦的好觉了。

曾经，我尝够了失眠的苦，入睡困难，多梦易醒，常常会在半夜两三点还辗转反侧，大脑既疲惫又兴奋，明明困得不行，但就是无法入睡，第二天醒来，比没睡觉还累。

我一直以为我的失眠仅仅是病理性的，所以求医问药很多年。

开始减肥后，触碰到了内心的伤疤，我看到了心理因素对身体各项指标的影响，于是，开始对影响自己睡眠状况的心理成因进行更深入的探索。

我和《心理月刊》的王小屋进行了那次心理对话之后，尽管她的话对我触动很大，甚至让我有些不能接受，但非常奇妙的是，就在我们谈话的当天晚上，我睡了一个特别沉的好觉。第二天我就给小屋发短信，告诉她我竟然在知道我妈"没那么爱我"之后，睡了个难得的好觉。

这次经历让我觉得自己的失眠的确和压抑的情绪有很大关系，有位心理学家曾经说过："几乎所有的失眠都是源于没有解决好的爱恨情仇。"看来我也被说中了。我在青春期之后很多年的梦境里，反反复复出现的是同一种情绪，那就是委屈——痛彻心扉的委屈，虽然梦中的情节会经常变化，但情绪这条线一直没变。很多次梦到和母亲争辩，被母亲数落，想说说不出，想哭哭不出，于是就在梦里挣扎，有几次情绪激烈到把自己憋得胸痛，然后一下子醒了，放声大哭起来。

之前，我一方面强烈地感受到自己对母亲的埋怨、愤怒甚至恨意，但另一方面又为这种情绪而强烈地自责，理智上我特别愿意相信妈妈是爱我的、在乎我的，可我的直觉清清楚楚告诉自己这是在自欺欺人。这样的矛盾、纠结让我的情绪被压抑得特别难受。后来我接受的心理治疗让我渐渐地学会接纳自己对母亲的敌对情绪，接纳自己被长期忽视、贬低之后产生的愤怒。

我允许自己表达情绪后，睡眠状况有了很大好转。一段时间后，皮肤开始明显变好，原来长痘留下的痘痕渐渐变淡，每天都感到精力充沛，不再总感觉体内憋着一股无名火了。减肥的阻力也在变小，不再因为由睡眠不好引起的莫名疲倦而想吃甜食，日行万步计划也不再感觉千难万难。

可我觉得这还不够，虽然和以前相比进展很大，但总体来说，似乎睡够八小时还是很难，而且，睡得很轻，楼上邻居的响动很容易吵醒我。

我接着寻找更好的"药方"，当然是从心理原因着手，而不是继续吃药。

< 2 >

在寻找的过程中，我看到了一篇报道，美国有个研究机构尝试了一种对重度失眠患者的治疗方法，让参加者连续 21 天做一个练习——每天感谢一个人。具体方法是要求参与实验的患者每天晚上临睡前要在心里感谢一

个人。参加者有一半拒绝了这个方法，他们说，自己没什么人要感谢，更别说连续 21 天感谢 21 个人了。另一半参加者中大部分坚持了不到一周就宣布退出，只有很少的人坚持了 21 天。结果，在 21 天时间内，这些坚持每天感谢一个人的重度失眠患者，病情竟然都有了很大缓解和改善，甚至有人失眠症状完全消失了。

这个实验让我大感兴趣，我觉得这是我要找的"药方"。

我为自己定的计划是每天晚上临睡前，写一篇感恩日记，把对一个人的感谢用文字表达出来。

对于这么一篇东西，作为记者出身的我本来是觉得毫不费力的，但第一篇感恩日记竟然让我写了将近一个小时。准确地说，是想了 40 多分钟才想出要感谢谁。这让我很惊诧。

为什么感谢一个人这么难？我为什么从来没觉得有人值得我感谢？

第二天，晚上临睡前，我硬着头皮坐在书桌前，铺开本子，认真思索，"今天要感谢谁？"好像比前一天容易一些，半小时写完。接着，第三天、第四天、第五天，就这么一天一天坚持了下来，似乎越来越容易，要感谢的人很快就浮现出来，日记也越写越长。

两周过去，我发现自己爱上了每天晚上的这段时光，静静地坐在台灯前，脑海里涌现出很多美好的画面，那是我生命中遇到的不同的人，他们用不同的方式让我感受到了温暖和爱，我一边写一边重温那些场景，甜蜜幸福的感觉让我不知不觉嘴角上扬，内心的平安和喜乐无法用语言来形容。

我感觉自己是不由自主微笑着写完一篇感恩日记的。

　　我要感谢的人真可以拉一个长长的单子。没有这样做时，我根本没有意识到这么多人有恩于我，他们为我的生活有过值得感恩的付出，而我又是如此被尊重、被关心、被疼爱、被祝福。在我的感恩日记中出现的有我的先生、我的儿子、我的爸爸，以及同学、闺蜜，高中老师、大学老师，同事、员工、生意伙伴、合作多年的美发师，还有送快递的小哥，热心的保安，停车场热情尽职的收费员，餐厅里体贴懂事的服务员小姑娘，银行柜台的工作人员，街角处为我指路的陌生人，甚至还有马云、乔布斯，以及我喜欢的某个电影的导演。

　　就这样，写感恩日记慢慢地不是要完成的任务，而是每晚临睡前的一个享受，我似乎都忘了最初做这个决定是为了改善睡眠，我开始单纯地享受写日记的美妙过程。感恩日记就像给一天画一个美丽的句号，平静、安详、甜蜜的感觉让我坦然入睡、欣然入眠。

　　感恩日记并没有在 21 天后就停止，而是一直坚持了下来，因为我太享受这个过程了。不知道从哪天起，我的身体就开始发生奇妙的变化，不仅晚上睡得越来越好，白天一整天也觉得心情愉快，总感觉自己呼吸平稳、心态平和。而且，感恩日记也让我和周围人的关系越来越融洽。丈夫似乎比以前更疼我了，儿子特别体贴人，老朋友、新朋友都那么理解我、照顾我，甚至以前相处不大愉快的人，也慢慢消除了芥蒂，越处越舒服了。

　　其实，感恩日记是我的一个小秘密，我并没有告诉那些我在日记里感谢过的人，他们也不是在回报我的感谢。奥秘在于我的生命改变了，我的改变让我和大家相处的方式改变了。

每天感谢一个人，让我看待世界和看待他人的眼光发生了改变，我意识到，以前偏狭、自怜的我只看到自己的小悲小喜，对世界、对他人是麻木的，正是因为囿于自己的小苦小痛，让我失去了感恩的能力，也失去了被祝福的机会。

< 3 >

写感恩日记的过程中，最挑战的是写下对妈妈的感谢。

我在心理治疗进行了一段时间后，内心对妈妈的情感变得不再惊涛骇浪，在和老师述说和妈妈有关的事情时，不会像最开始那样还未开口就哽咽、抽泣。我在被允许表达对妈妈的真实感受后，其实，对她的看法反而没那么负面了。内心创伤被抚慰、被疗愈之后，能够平心静气客观地看待妈妈，也更愿意站在妈妈的时代、妈妈的角度去理解她了。

在写了一年多感恩日记后，我心里有一个地方松动了，有些坚硬的东西在融化，我开始在脑海里回想一些场景，就是和妈妈在一起的时光，它们似乎已经在记忆的深海里沉睡多年。那些场景、画面让我看到了自己以前曾忽略掉的许多温暖和美好。我好像有话要说。

终于，在一个雨夜，我关上书房的门，打开了我的感恩日记本，心里有些激动，也有些忐忑，我一笔一划地写下了对母亲的感谢。

20××年×月×日

今天，我要感谢的是我的妈妈，曾带给我很多痛苦和纠结的妈妈。

我小的时候，体弱多病，从腮腺炎、心肌炎到肝炎、贫血，几乎每年一场大病，每次生病，都多亏了妈妈的悉心照料。我常常在家里输液，每次都是妈妈在熬夜守护。特别是在爸爸工作特别忙的那几年，她在家里承担了很多，一方面照顾多病的我和年幼的妹妹，一方面还要照顾常年寄住在我家的老外婆（我外婆的妈妈）。她在医院工作很辛苦，常常值夜班，现在想来，当年妈妈真的不容易啊！

特别难忘的是我12岁那年，得了严重的贫血，血色素低到整天只能躺在床上，医生说再不输血就保不住命了，妈妈担心献血者的健康无法保障，就执意要自己为我献血，虽然很多人劝她大可不必，因为她一直为我的病操劳，工作也很辛苦，怕她献血对身体损伤太大，但她坚持抽自己的血，不想让我冒一点风险。就这样，我输了妈妈的血后，身体很快好转。可以说，是妈妈用她的血救了我一命。

在 12 岁之前的记忆里，我一直是妈妈疼爱的女儿，我也从来没怀疑过妈妈的爱。

也许是我的体弱多病让妈妈吓坏了，所以，她在我大病之后的第二年就做出了收养一个儿子的决定。也可能她真的怕我的身体会一直弱下去，病病歪歪连自己都无法照顾，更无法照顾以后年老的她，她希望有一个比我更强壮的人能够替我挑起这个担子。

说实话，妈妈当年的这个决定的确在很多年里带给我太多太多的伤害，她后来的一些说法、做法也让我常常感到心痛。但我现在觉得能理解她了，也愿意把所有的过往都放下，珍惜今后的每一天。

我感谢妈妈在我多病童年的辛苦付出，感谢她在我生完孩子后对我的照料，感谢她和父亲在我儿子上小学之前一直替我照看他，感谢她一直用严谨的生活态度影响我，让我成为一个负责、尽职的人，感谢她多年来无比耐心地赡养老外婆和我的爷爷两位老人，让他们都活到了 95 岁以上的高龄，我的老外婆甚至看到了我妹妹的孩子和我的孩子出世，尽享五代同堂的天伦之乐。可以说，妈妈的大度、良善、不辞辛苦，是我和妹妹孝敬长辈最好的榜样。

感谢妈妈在我追溯过往情绪失控时包容我，在我捍卫权利却用力过猛时没有多和我计较。

感谢她当年毫无怨言地允许我和先生"裸婚"，让我有机会嫁给爱情，也让我先生因此一直对我以及我们整个家族都尊重、感谢。

感谢妈妈包的饺子，那是我吃过的最好吃的饺子，没有之一。每次回家，她都会为我们提前包很多，冻在冰箱里，让我和妹妹拿回家可以慢慢享用。

感谢妈妈每年过年时为我们准备炖肉、丸子等年食，知道我和先生工作忙，她用自己的辛苦换来了我们整个正月里的美味。

这些，都是我压在记忆深处很久的东西，我不知道为什么一直在逃避，一直选择性地忘掉这些和妈妈有关的美好回忆，虽然，我的妈妈不是一个理想的妈妈（我也不是，谁都不是），但她用她的方式在爱我、关心我，意识到这点，让我特别温暖。

祈求上帝赐我力量，让我有一天能当面对妈妈说出我的感谢。

这篇感恩日记是我写得最艰难的一篇，也是让我在写完之后最轻松的一篇。合上日记本，我清楚地感到，有一道坎，我迈过去了。

<　4　>

感恩日记让我收获的太多了，它给了我一个全新的视角，让我明白遇到任何事情，都要转到它的阳光面，就像一位心理学家所说："一个人最有价值的能力，就是努力去发掘并表达对事物的正面情绪。"

对妈妈的感谢无疑是这个功课中最难的一节。在我一生中，妈妈就是我要用最为复杂的感情去面对的那个人，她既是我最在乎的人，也是伤我最深的人，我们之间的确有很多不堪回首的痛苦记忆，我也曾在心里多次发出"真希望她不是我的妈妈"这样的哀叹。但是，写感恩日记这个功课，让我从以往的思维局限中跳出来了，我发现自己不经意间把痛苦放大了，之所以反复咀嚼、回忆，似乎总是想站在一个"被辜负的女儿"这样的道德制高点上去享受指责的快感。

我妈的很多观念和行为方式我现在也不认同，但是，我不想再把目光一直盯着她这些让我不舒服的地方了。她可以有她的为人方式、处事方式，那是她自己的事，我要把眼光放在我们之间的关系上。她是我的妈妈，抚养我长大的亲生母亲，我要心怀感恩陪她度过她剩下的岁月。

这样的领悟让我释然、放下，感恩日记功不可没。

在此之后的第二年夏天，我去台湾旅行，在免税店闲逛时突然想到，那一年的冬天我妈就要迎来她的七十大寿，于是，我毫不犹豫地买了一块雍容大方的瑞士手表，同行的人说那块表对我来说太老气，我告诉他们，不是给我自己买的，是送给我妈70岁的生日礼物。有位阿姨羡慕地说："你妈好福气哟！女儿这么惦记她。"

那年一过国庆节，我就和妹妹商议如何给妈妈筹划生日Party，把订酒店、邀请客人、安排包间等事宜早早就安排好。到了12月妈妈生日那天，我们为她邀请的几十位亲朋好友，包括她的一些初中同学和闺蜜，悉数到场，我和妹妹一起站在酒店门口迎接各位嘉宾，我先生和我妹夫在饭店里安排客人入座，专程从学校请假赶回的外甥女和我儿子也帮忙招呼亲朋，我妈穿着我妹妹提前为她专门购置的生日华服，神采奕奕、满脸喜色地享受着大家的祝贺。那次生日宴会真的是宾主尽欢，我妈脸上一直挂着笑容，一头白发也似乎熠熠生辉，客人们发自内心地一遍一遍对我妈赞叹、祝贺。

我称为阿姨的我妈的几个初中女同学，在我送别她们并致谢的时候，不约而同地对我说了一句话："你真是懂事的好女儿，真羡慕你妈！"让我开心的不是得到了大家的夸奖，而是我终于放下了对妈妈的抱怨。

如果失眠真的是因为有未处理好的爱恨情仇，感恩也许就是一个让我们重新认识自己的生命和他人关系的最好方式。我的失眠在此之后彻底治好了，因为不再觉得任何人亏欠我，不再觉得自己好委屈、好辛苦，不再感到不被关爱和理解，不再觉得世界冷漠，不再挑剔身处的环境配不上我，特别是，不再放大自己的痛苦、哀怨。

睡好之后，皮肤的变化很惊人，比用任何化妆品都有效得多，多年不见的老朋友说我的皮肤比我20多岁时都好。在临近50岁的这几年，身边的同龄人已经开始出现诸多更年期症状，失眠、潮热、心烦，我却每天一挨枕头就入睡，睡得安稳香甜，总是情绪平稳、笑意盈盈。

神经科学家和心理学家指出，好的睡眠对于增强大脑的意志力储备有奇效，而自控力的强弱是减肥能否成功、成功后能否保持的最关键点。高质量的睡眠让我总感觉精力满满，即使是辛苦一天之后的黄昏时刻，也不会抵制不住诱惑而胡吃乱吃。所以，我的健康饮食计划一直得以顺利坚持，每天的运动计划也能不打折扣地完成。这让我对保持身材怎么能不自信满满？

减肥不容易，先睡个好觉吧！

故事里的主人公，他们的年龄有大有小、他们的性格
各异、他们来自不同的家庭、他们的人生并无交集，
但他们都遇到了一个共同的问题——肥胖。

为了减肥，他们踏上了探究内心的疗愈之旅。减肥，
让他们学会正视自我、成就自我，享受生命的美好。

而减肥，只是新的开始……

第四篇
成长故事
Chapter 4

瑞秋的故事：把伤痛和脂肪一起卸下

大刚的故事：原谅父亲，远离水果罐头

彤彤的故事：减肥，助她考过英语六级

要总的故事：成功不需要大肚子

雅丽的故事：瘦下来，重新活一回

马克的故事：不做妈宝，为自己负责

瑞秋的故事：把伤痛和脂肪一起卸下

< 1 >

见到瑞秋的时候，目测她足有160斤，虽然个头有1米65，但这个体重还是让她显得特别庞大。

瑞秋的眉眼很好看，但却显得暮气沉沉，和她35岁的年龄不符。在银行工作的严谨让她特别懂规矩，守时，克制。

瑞秋找我不是要减肥，而是要聊聊和父亲的冲突。瑞秋的家里只有她和父亲两个人，作为80后的独生子女，她没有兄弟姐妹，妈妈早逝，瑞秋和爸爸相依为命了很多年。她想搬出去租房住，父亲死活不让，还搬出家里的亲戚劝说她，可瑞秋担心的是，如果自己再不搬出去住，可能这辈子都嫁不出去了。

说起父亲，瑞秋长叹了一口气："唉！我也觉得丢不下他，毕竟快70岁的人了。可我不能一直和他这么耗下去啊！每天我还没下班就接到他的电话，问我几点回去，稍微晚一点到家他就急得不行，弄得我一点私人生活都没有，单位同事的聚会基本都不敢参加。那天我的一个大学同学跟我说：'你要再这么下去我们都不敢给你介绍对象了，难道你要带着你爹嫁人吗？'说的我心里一惊。是啊！我都这么大了，不可能就一直这么守着我爸不嫁人吧？可现在我一说要搬出去，别说我爸，整个家族的人都觉得我大逆不道，我姑说我：'谁拦着你搞对象了，人家别人搞对象也没有不要亲爹啊！'我没有不要我爸，我就是想要自己的生活，我现在这样每天一下班就往家赶，周末也很少有机会出来，每天在家要给我爸做饭、洗碗、洗衣服、收拾屋子，就像个老妈子似的，哪有机会认识人？哪有心情谈恋爱？"

瑞秋说到激动处，眼圈都红了。

我问起她妈妈去世时的情况，当年她很小，大概刚上初中。

"我妈是喝安眠药自杀的，这个事我已经很多年不想再提了。当时我爸和我妈经常吵架，我爸年轻时很帅，别人都说他很有女人缘，其实他人很顾家。我妈是我姥姥家最小的女儿，从小没受过委屈，性格也挺霸道。平时他俩谁也不让着谁，每天都要拌几句嘴，有时候吵完架我妈还会跑回我姥姥家住几天。结果，那次他们吵得挺凶，我妈一副要死要活的样子，可能因为她总是拿死来威胁，我爸觉得烦了，就说了一句'你要不想活，谁也拦不住你，别拿这个吓唬人'，后来我妈就走了。我爸以为她又回我姥姥家了，根本没当回事，没想到，第二天下午公安局的人找到我家，说我妈在附近的一家小旅馆喝安眠药自杀了。"

瑞秋说得波澜不惊，但她的那种哀伤却是渗入骨髓的，她的眼神像个活了一个世纪的老人，平静得让人心疼。

后来，瑞秋就和爸爸相依为命地一起生活了 20 多年，就连上大学也没敢报外地的学校，在本地一所大学读了四年，每个周末都回家，有时周三也会回家住一晚。

我看到了瑞秋手机里她父母当年的照片，她的爸爸妈妈都很漂亮，妈妈看起来一点都不胖。瑞秋看出我脸上的好奇，说："我小时候也不胖，后来不知怎么就像吹了气一样胖起来了，而且，越胖越爱吃，这几年好像每年都胖 10 斤，我的大学同学都有点认不出我了。"

< 2 >

瑞秋谈过两次恋爱，每次似乎都是无疾而终。她说她没有找到投入的感觉，也没尝到什么恋爱的甜蜜。而且，这么多年，好像从来没有对异性动过心，一次都没有。

"也许我应该减减肥？毕竟男人还是看外表的居多。有的朋友也明里暗里提示我，说我要再瘦点机会肯定更多。可我觉得减不下去，好像也没什么心劲去减，每天都很累，单位一摊事，回家还得照顾我爸，什么运动啊节食啊，多麻烦啊！减肥品我也不想试，害怕副作用。所以，就只好这么胖着！"瑞秋叹了口气，一副和年龄不符的听天由命的样子。

"你恨你爸爸吗？"我轻轻地一问。

瑞秋一愣，半天没说话。眼泪却汹涌而出，和她刚才的平静、淡漠截然不同。

哭了好长时间，瑞秋几乎是咬牙切齿地说："恨，他们两个我都恨！他们没有一个人在乎我，都他妈那么自私！我这辈子就毁在他俩手里了！"

说完，几乎泣不成声。

我们的谈话不是在咨询室里，我也不是以咨询师的身份接待她，她是我的一个小朋友。

"那你觉得，搬出来住更有利于你谈恋爱，还是减肥瘦下来更有帮助？"

我的问题让瑞秋想了一会儿。

"我没这么想过，真的。我其实真的没认真想过谈恋爱的事，也不是特别想谈恋爱，就是不想回家住了，想摆脱那个家，再也不想装模作样地生活了。"

瑞秋说，母亲自杀给她带来的那种崩塌感让她几乎跳过青春期和青年阶段直接进入了中年阶段，上大学时每个周末回家她都要把家里的衣服床单全部洗了，把家好好收拾一遍，买菜做饭的事也几乎都是她的。她爸对她的依赖远大于能够给她的关怀，而且，她感觉她爸在那次打击之后似乎一蹶不振，愧疚让他迅速衰老了。她觉得如果不好好照顾他，就会连父亲也失去。在不知不觉中，她接替妈妈成了家里的女主人，那次不幸让这个家里消失掉的，好像不是妈妈而是女儿。

瑞秋上大学开始发胖，她以为是因为太爱吃零食。的确她特别嗜好甜食，蛋糕、曲奇、巧克力、冰淇淋，吃起来就停不住。

"你什么时候最想吃这些？"我在寻找答案。

"心烦的时候就忍不住。特别是，特别是……"瑞秋放慢了语速，似乎在摸索自己的感情脉络，"特别是在我觉得自己可怜的时候。"

"可怜"这个词一出口，瑞秋的眼泪又出来了。她好像找到了描述自己感受的准确词语。

"什么时候会觉得自己可怜？"我还在寻找。

"很多时候。"瑞秋闭上了眼，语速特别慢，"加班累了的时候，被领导批评的时候，下班遇到堵车的时候，阴天下雨的时候，还有，看见大学同学在微信朋友圈里晒娃的时候……有一天中午，我们单位有个女孩带来了她妈包的饺子让大家尝，同事们都在那儿嘻嘻哈哈地吃着，我一口都没吃，跑到附近的咖啡馆，要了一份奶油蛋糕一份麦芬蛋糕，喝了一大杯卡布奇诺。"

"吃那种东西时你的感觉是什么？"我问。

"不知道，其实没想过，每次吃的时候脑子是木的。"瑞秋有点疑惑，"就是特别想吃，一吃心里就没那么难过了，就没有那种好像心要沉下去的快死的感觉了。"

难怪瑞秋以每年 10 斤的速度在胖着。

< 3 >

我知道瑞秋在等我的建议，要不要和她爸乃至整个家族闹翻，搬出来租房住。

"记得我刚才的问题吗？搬出来住和减肥成功，哪件事更有利于你开始新生活？"我故意避开了"谈恋爱"这个词，因为我觉得这件事对现在的瑞秋没那么重要，单身并不是影响她幸福的主要因素。

瑞秋没想到我又问到这个问题，她一时间给不出答案。或者，她不愿做这个选择。

如果我自己没有从减肥这件事上获得了巨大的成长，我不会这么有信心给她下面的建议。

"要不咱们这样试试，你一边找房子，一边开始减肥。毕竟第一次租房，找个好房子也不容易呢！所以，咱们磨刀不误砍柴工，双管齐下，三五个月下来，说不定两件事都有进展呢！"

因为不用在这两件事里做选择，瑞秋也一下子显得很轻松，她同意了我的建议。

接下来的时间里，我们约定每周见面一次，中间也常通微信。我希望我的经历能鼓励她走出过去的伤痛。

每周的见面让瑞秋有了更多的表达，她述说了很多以前从未和任何人提及的痛苦和恐惧。她说她其实也不太想她妈妈，因为母亲的自恋让她们母女俩并不是特别亲热，而且，从她记事起她妈就忙着和她爸吵架，并不怎么关心她，以她现在的眼光看，她妈就像一个没长大的小女孩，一直要求被宠溺，达不到就一哭二闹三上吊，那次自杀说不定也是想吓唬她爸，没想到弄假成真了。但是，她又特别为自己的"没心没肺"感到羞耻，她甚至害怕自己的"冷血"被别人知道会遭人唾弃，于是，她用工作上的格外勤奋和对父亲的尽心照顾来对抗自己的内疚。

我其实大部分时间只是听着，并不过度评价。有时候，也会和她讲讲我对母亲的复杂情感。

"真的？你也会恨你妈妈？我以为就我一个人不正常。"

"我们对任何人的情感里都有可能会掺杂'恨'，这其实才是正常。"我的回答让瑞秋笑得特别放松。

几周下来，瑞秋明显爱笑了，漂亮的眉眼更加动人。

渐渐地，她不再总是说她妈的自私和她爸的无能了，喜欢和我讲一些轻松的话题，甚至敢于拿自己的身材自嘲了。

我看到她在积蓄一种力量，一种改变的力量。

"其实，每个人有每个人的苦，只是别人不知道。"瑞秋说，"我以前觉得我是天下最惨的人，妈妈自杀，爸爸不争气，自己老大不小还嫁不出去，再没有比我更倒霉的人了！最近我就在想，毕竟我还有份好工作，我爸身体还挺健康，况且，我妈当年犯糊涂毁了自己，也不能全怪我爸，更不能怪我，她是个成年人，她得为自己的决定负责。尽管这个结局很让人痛心，但我和我爸只能接受，而且，他这么多年其实已经受到了惩罚。而我，不能再惩罚自己了。"瑞秋的成长令人欣喜。

"怎么样？减肥开始了吗？"我觉得在这样的谈话气氛下，可以谈论减肥了。

瑞秋已经瘦了5斤，只是她的体重基数大，不大看得出来。她告诉我，她这段时间情绪平稳，不再感到那么压抑了，睡眠也比以前好多了，回家看见她爸好像都没那么烦人了。"我爸也是个老实人，那件事让他内疚了一辈子，知道我想搬出去住，现在看我的眼神都是讨好的，也挺可怜的。说实在的，我妈刚走那几年，一直有人给我爸介绍对象，他当时也没敢为自己考虑一下，可能也是为了我做出的牺牲吧！"

只有充分表达了愤怒，才有自然而然的体谅。亲人之间的爱恨情仇常常是因为不允许表达恨和仇，结果爱和情也一起被埋葬了。

瑞秋说她没那么容易"受刺激"了。以前内心特别敏感，情绪一起伏就影响食欲，不仅嗜吃各类甜食，食量也控制不住，午餐在单位不好意思多吃，回家后的晚餐常常会超量很多。内心的伤痛被观照、被抚摸之后，她觉得吃甜品的冲动变小了，晚餐也没那么大胃口了。

我让瑞秋把一日三餐都用手机拍下来，每天发给我看看，也许能起到督促作用。

对于瑞秋发给我的餐品，我只评价符合营养和减肥要求的，也就是，只夸不贬，这样，她在不受指责的情况下会慢慢地朝着更健康的方向调整自己。

有一天，她在微信上告诉我，已经有同事看出她瘦了，说明效果比较明显了。

三个月后，瑞秋减掉了18斤，这是一个挺满意的答卷。

瑞秋把她的微信头像换成了自己的照片，之前，她一直用的是一个可爱的小狗头像。我看到了这个变化，但不准备点破。

我想，我们每周一次的约会聊天可以告一段落了，她可以自己往前走了，毕竟还有微信可以保持联络，有问题很方便交流。

瑞秋有点恋恋不舍，也有点担心，但我告诉她："你已经不是原来的你了，减下去的那 18 斤脂肪见证了你的成长。"

< 4 >

之后和瑞秋一直有联系，她好像有了好多社交活动，朋友圈里出现了饭局、K 歌和很多旅游照，照片里的她笑得特别绽放，很动人。

有一天她私信我，说减得没那么快了，有点停滞的感觉。我告诉她关于体重管理的概念，反正是一辈子的事，快点慢点没关系，不着急反而不会反弹。她回我一个卡通笑脸。

有一年的清明节，瑞秋发的一条朋友圈引起了我的注意。

她发了一张小时候和妈妈的合影，年轻的妈妈很美，小瑞秋笑得特别无忧无虑。照片配上了这样一段文字：

"妈妈我原谅你了！你走的时候和我现在的年龄差不多大，也许当时你和以前的我一样，总感觉自己没长大，总想让别人为你负责。很遗憾，你失望了。我知道，你也不想这样，但你就是没长大啊，你只能这样。我不怪你了！我想告诉你——妈妈，我长大了。"

看了这段话，我的眼圈湿了，我似乎看到那个被委屈和伤痛压抑了20多年的小女孩终于走出来了！瑞秋的成长甚至超出了我的预期。

我和她之间的互动、沟通不是严格的心理咨询，更像是姐姐和妹妹之间的亲密聊天，我不仅是倾听者，也是分享者。我会和她讲我自己从过去的经历中如何走出来，如何在减肥的过程中治疗伤痛。她流泪时，我陪着哭，我哭泣时，她跟着流泪。

三个月的十几次见面，每次两个多小时，咖啡馆，茶馆，我家的餐桌旁，她的倾诉让我一次次心疼，所以我不怕把自己的伤口敞开，让她能从中得到力量。

又过了好几个月，我们终于又见面了。

瑞秋换了发型，看起来神采奕奕。我从她的神情里看到她好像有一些变化。果不其然，她已经找到房子，搬出来住了。

"谈恋爱了？"我大胆猜测。

"哈哈，没有。倒是我爸，相中个老伴儿。"瑞秋的笑声很有感染力。

原来，她在一步步从母亲自杀的阴影中恢复后，和父亲的关系比以前更近了，好些从来不敢碰的话题也能谈了。父亲第一次和她说，自己想找个老伴，不想瑞秋一辈子不嫁人陪着他，他也需要每天有人陪着说说话，有人知冷知热地关心他。本来，这几年断不了有热心人给她爸张罗，她爸因为愧疚，也有点担心女儿不高兴，都给回绝了，瑞秋这段时间的变化让他觉得自己往前走一步反而是帮了女儿。于是，和一位离异的女士见了面，两人都相中了对方。

"没想到吧！我家老爷子动作还挺快，那位阿姨经常来我家，显得我还有点多余呢，这不，在单位附近找了个房子，每天上班下班省了俩小时，一下子觉得时间都多起来了。"瑞秋语速都变快了，说起话来眉飞色舞，非常动人。我觉得她的好事也不会远了。

话题终于回到减肥，瑞秋说她已经减到135斤，最近没怎么往下减，但9个月减掉25斤，非常满意了。

"我太瘦了也不一定好看，所以，如果能这么保持下去就相当不错！当然，能像您一样再瘦一点就更好啦！"瑞秋的自信、开朗才是我最想看到的，至于体重，我相信她能把它管理好，因为，她把伤痛卸下了，那些用来防御的脂肪，就不用再长回来了。

告别时，看着瑞秋变得轻盈的背影，我不禁为她顽强的修复能力而感谢上帝。

大刚的故事：原谅父亲，远离水果罐头

< 1 >

大刚开着一家饭店，做川菜，生意特别火。

大刚的体形和他饭店老板的身份很相符，个子虽不高，但肚子大，肩膀圆。大刚的性格却和他看起来开朗乐天的外表有出入，他的妻子找到我是因为他的性格已经影响到他的健康。

据他妻子讲，大刚性格极细腻，敏感脆弱，易怒，40 出头就一身病，高血压、糖尿病、脂肪肝，但是却坚决不忌口。而且，因为和父亲、弟弟关系不睦，经常生闷气，爱喝酒，有时候脾气上来，和丈母娘都能吵起来。这让妻子很为难，也很为他担心。

前段时间大刚和父亲吵了一架后，情绪几乎失控，之后就闷在家里，连着一个月，饭店都交给妻子打理了。大刚妻子觉得他可能得了抑郁症，想让他去看心理医生，结果招致大刚更激烈的反应。

也许，这时候，以一个朋友的身份和他聊聊是最可行的办法。

大刚见我时看起来的确情绪低落，我只好和他先聊饭店的事，同时向他讨教一些川菜的秘诀。这个话题让他稍稍有了兴致，谈兴也浓起来。

因为做过美食节目的主持人，我对烹饪不算陌生，和他的聊天渐入佳境，大刚脸上有了一丝笑容。

"好羡慕你哦，大刚！喜欢美食就开了饭店，我也经常梦想开个自己的小饭店，约朋友一起吃吃喝喝，多好！"我由衷地感慨。

"唉——"没想到大刚长叹了一口气。

我知道他有话说。因为和他妻子的亲密关系，大刚一直把我当姐，还是很信任我的。

"就因为看我的饭店生意火，我爹和他的宝贝儿子眼红了，一开口就要借 30 万，说是给他的宝贝儿子买房子。凭什么他儿子买房子我出钱？我开饭店时那么难，他们谁管过我？我跟谁借钱去？"大刚情绪一下子激动起来，眼睛也红了。

他把他弟弟称作他爸的宝贝儿子，这一点很有意思，好像他不是他爸的宝贝儿子。也许这就是他一直愤愤不平的原因。

"你和你弟差几岁？"我迂回了一下。

"也就差三岁，没多大。可我爹让我从小到大一直让着他，好像差了十岁八岁似的。他上三年级时，我也就六年级，家里来客人送了几瓶水果罐头，那时候这东西还挺稀罕，我爹不让我吃，说是弟弟身体弱，应该让着他。我没忍住，有一天下午放学，他们都不在家，就撬开一瓶橘子罐头吃了几口，没想到我爹回家后发现了，那顿打啊，我这辈子都忘不了！我当时才十来岁，为了几口罐头，至于吗？"大刚的愤怒在事隔30多年后一点都没减弱。

"你觉得他为啥偏心你弟？"我也有些好奇。

"我弟学习好，从小功课就比我强，喜欢数理化。我爹一个工人阶级，就希望家里出个知识分子。现在好了，上了大学，当了工程师，还不是照样买不起房？还不得找我们这没出息的开饭馆的劳动人民借钱？"大刚一脸嘲讽。

"你上学时喜欢文科还是理科？"我想了解更多。

"文科理科我都不行，也难怪我爹觉得我不争气，我就喜欢画画。真的，也不知怎么回事，从小就特喜欢，一画画，心里就特安静。可我爹哪能同意啊！我画一次，他撕一次，还说画画的人没好东西，就惦记画人家姑娘的裸体。唉！我爸呀，这辈子就会个'不懂装懂'，他觉得除了像我弟一样考上大学、毕业找个稳定单位当个什么工程师、公务员之类的，其他都是不务正业。"他对他爸的情绪里也有怜悯。

"你跟你弟关系近吗？"我明知故问。

"其实我弟就那样，不是特别让人讨厌，我是因为气我爸偏心才不爱搭理他。而且，我弟念书念得书呆子气，我跟他没啥好说的。这次借钱估计也不是我弟的主意，是我爸开口借的，他以为他是我爹，想干啥都天经地义。"大刚对他弟评价还基本客观，没有气昏了头，他的情绪都是冲着他爸。

< 2 >

"你的血压、血糖控制得怎么样？"这是他妻子最担心的。

"吃着药呢！"大刚回避了我的问题。虽然有药物撑着，但他的血压、血糖指标都不好。

"医生有没有建议你忌口？我记得糖尿病人吃东西得格外注意呢！"我准备切入主题。

"我戒不了！戒不了烟，戒不了酒，也戒不了饭，这些都戒了，我还活什么劲儿啊！"大刚摆出一副爱谁谁的态度。

"你媳妇儿说你一星期吃四五瓶水果罐头？每天都喝一大瓶可乐？"这才是他的问题所在。

大刚不说话了。这是他保持很多年的习惯，不仅让他吃出了大肚子，还让他得了糖尿病。

"咱先不用戒烟戒酒戒饭，先把这个习惯戒了，总可以吧？不然你的血糖肯定控制不好，那样麻烦可太大了。"我直接提要求。

大刚半晌不说话，一直沉默。我也不催他，他想好了自然会开口。其实他是很聪明的人，关于他的病，关于健康饮食，他什么都知道，他需要说出他的理由、他的困惑、他的软弱。我只是帮着他理清思路。

缓了好大一会儿，大刚才告诉我，他不是没想过不要再这么吃喝，他知道他的糖尿病挺严重，但他觉得所有的新鲜水果都不够味，只有做成罐头才好吃，当然，最让人心心念念的就是橘子罐头，罐头里的糖水他总觉得喝不够，所以，每天只要一渴，就想吃橘子罐头、喝糖水，否则就好像浑身没劲，特别难受。一到夏天，他还特别爱吃雪糕冰棍什么的，别人觉得大老爷们很少爱吃这个，但他简直是迷恋，有时候就着罐头吃雪糕，旁边人看着都觉得齁得慌，他却上瘾似的放不下。

"你把水果罐头当药吃呢？"我决定给他点破。

大刚默认了。他告诉我，虽然他后来发展不错，饭店挣钱，老婆贤惠，孩子懂事，朋友也挺多，但他就是感觉不到满足，一想到他爸对他弟百般关爱，对他却不管不顾，他就气不打一处来。而且，他爸从来没觉得他有出息了，对他还是一副爱搭不理的样子，几次请他爸到店里吃饭，他爸都说不能吃辣，不给他"显摆"自己的机会。

父亲的不认可让大刚耿耿于怀，他一点都不觉得生活已经给了他不错的回报。闷了就抽烟，要不就约朋友喝酒吃饭，每天都想吃水果罐头、喝可乐，不然就没劲，难受，好像要抑郁了似的。大刚的这些习惯都对健康极其不利，也使他的体重升到了180斤，而他只有1米73的个头。

　　"干吗那么在乎你爸呢？你也是当父亲的人了，不再是当年那个小男孩了。你现在这个样子，你的儿子也挺担心你啊！"他儿子好像也有10岁了。

　　一说起儿子，大刚来了兴致，说儿子喜欢画画，他就给他报了美术班，买了很多书，他想让儿子把他没有完成的理想继续下去。

　　"你也可以继续画画啊！现在不是有很多成人美术学习班吗？我在咖啡馆见过他们搞活动，都是年纪不小的人，零基础都能学，我看他们上了几次课就画得有模有样了。"我在寻找突破口。

　　大刚的眼睛亮了一下。

< 3 >

　　我把谈话内容和大刚妻子交流了一下，建议她鼓励大刚重拾绘画兴趣。同时，让她和大刚约定，每周只能吃一次水果罐头，把可乐换成柠檬水加少量蜂蜜。

大刚答应了，毕竟身体是自己的，而且他十分疼爱他的儿子，让他懂事的儿子做小监督员，效果会比较好。

　　我以请教烹饪技法的名义经常约见大刚，每次都先花半小时讨论某个菜式，（当然，这的确是我特别感兴趣的东西），然后，看似无意地有针对性地和他聊一些重要话题。

　　"你的父亲你不能选择，但你可以选择做什么样的父亲。你是你们家的顶梁柱，你的身体不是你自己的，是你们全家的。你现在的体重，是你各项身体指标不好的主要原因，你要真那么在乎你儿子，就应该想着如何健健康康地陪着孩子长大成人，而不是陷在对你爸的怨恨中摧残自己的身体。"我知道他对减肥没兴趣，但他在乎儿子，就会在乎健康。

　　大刚看起来这段时间思考了很多，他说他慢慢意识到自己对水果罐头是心瘾，当年父亲因为一瓶橘子罐头对他的那顿暴打，让他彻底对父爱绝了念头。那时候他就发誓，长大后一定要挣很多很多钱，想吃什么就吃什么，想喝什么就喝什么，想吃橘子罐头随时就能吃到，再不要受这样的屈辱。所以，他开饭店也是有心理基础的。他终于过上了他想要的生活，但却并没有感到满足，于是，那种难以形容的缺乏感让他更加不合常理地胡吃乱吃。有时他吃完也后悔，特别是得了糖尿病以后，他也曾下决心戒了罐头、可乐，可没几天，浑身不舒服的感觉让他不由得故伎重演。有时候，他甚至觉得他爸看不起他是对的，因为自己的确没毅力，戒烟、戒酒一样做不到，得了糖尿病还戒不了水果罐头，用他自己的话说，"这简直就是要作死的节奏啊！"常常陷入这样的沮丧和自我批判，他更加需要食物和甜品的慰藉，恶性循环下，他的体重居高不下，血压血糖指标双高。

其实，当大刚意识到水果罐头是他的"药"，这事就有了很大进展。有时候，自己看破潜意识的一些"花招"，对改变行为习惯有特别明显的效果。

在后来的每次见面中，我有意识地让大刚多诉苦，他要强惯了，这些陈年往事他不愿和妻子说，不敢和朋友说，憋了很多年，郁结的情绪亟须疏导。大刚的倾诉从最开始特别情绪化，到后来可以从局外人的观点客观评述，差不多用了三四个月时间，这期间我们聊了十几次。

我有一个感觉，大刚需要的就是在安全的前提下，被听见。很多时候，他一直说、一直说，我只是全神贯注地听着，不插话不评论，他自己的情绪在起伏多次之后，慢慢会变得平稳。大刚对自己的分析越来越深入，也越来越理性，他的确很有头脑，之前，是情绪干扰了他的判断。

大刚妻子告诉我，大刚开始上成人油画班了。回来后还和学画画的儿子一起讨论，看起来特别投入。

在减肥过程中，节制欲望所需的自控力需要日常的积累、训练。冥想、读书、祈祷、睡眠，和家人共度快乐时光等，都有助于增强意志力。大刚开始进行的画画，也对增加意志力储备有帮助，如果能坚持，效果肯定不凡。

< 4 >

　　我出差一个月后再次见到大刚，他发生了很大的变化。脸色好了很多，眉宇间有了喜色。当然，瘦了。

　　大刚告诉我，学油画让他入迷了，每次都在老师布置的作业完成后，自己加量，老师让画一幅静物，他肯定能完成三四幅，乐此不疲。他说老婆本来还允许他一周吃一次罐头，现在他几乎没有要吃的想法了。"很奇怪啊！以前那么喜欢吃甜的东西，怎么一下子不觉得好吃了？"

　　"你画画的时候心里的感觉是什么味道？如果让你形容。"我启发他。

　　大刚想了想，笑了："甜的，挺甜蜜的，好像比挣钱还甜蜜。真奇怪啊！"

　　大刚的业余时间被画画占满了，抽烟少了，喝酒少了，除了每周上三次课，还经常去书店买绘画方面的书，最开心的时刻就是和儿子一起支着画架画画，"画画的时候，我和儿子不怎么说话，但好像互相看一眼都幸福得不行。现在，儿子跟我特别亲，把他妈嫉妒坏了！"大刚笑得一脸灿烂。

　　"好像瘦了啊你！"我转到减肥话题。

　　"不行，不满意。"大刚一脸正色。我有点不解。

　　"减了大概十斤，但还是腰围粗、肚子大，人家都说，腰围和寿命成反比，我必须把这大肚子减下去。下一步我决定把晚饭戒了，我们油画班一个同学，比我还大几岁，不吃晚饭一年，减了快30斤，据说原来和我一样，现在看着比我还年轻。"看来，大人和孩子一样，和什么人交朋友很重要，如果只交酒肉朋友，当然只能比赛吃吃喝喝。

大刚已经把减肥的需求内化成自己的动力，他的关注点已经不再是他爸为啥看不上他，凭什么弟弟就比他获得更多的父爱，而是如何提高绘画水平，如何让自己更健康，好好陪儿子，好好享受生活。

"还恨你爸吗？"我试探着问。

"没那么强烈了。我现在忙得很，饭店生意要管，还要抽空去上油画班，我们画画的同学有个微信群，经常约着一起出去写生，我上周就没去成，这个星期说什么也得参加一次，要不就赶不上大家了。至于我爸，他觉得和我弟亲就和我弟一起过吧，我没意见，谁还没个远近亲疏，我又不是没人喜欢，就等着他们喜欢呢！"大刚看起来已经不太在意他爸和他弟了。

"借钱的事有下文吗？"我好奇他如何处理这件棘手的事，毕竟是因为这个事他妻子才找我开导他。

大刚说，他前几天告诉父亲，他放弃对父亲名下任何财产包括房子的继承权，可以全部给弟弟。同时，弟弟若有经济上的需要，可以直接跟他说，借多少，怎么还，需要他们哥俩当面说清楚，他爸就不要在中间传话了。他说他弟弟现在还没有联系他，估计不太好意思和他谈借钱的事。

"唉！其实也没那么难。我以为我这样说我爸会跟我翻脸、吵闹，但并没有。我爸在电话里就说了一句'也行吧！我让你弟跟你联系'。"大刚似乎有点同情父亲了。

我问大刚这段时间感觉最大的变化是什么？他说，好像脑子不再昏昏沉沉了，以前每天都是跟着惯性在打理生意、吃吃喝喝，难受了就想办法快点让自己不难受，也不管这办法有没有伤害身体，做事不爱过脑子。现在爱思考了，一件事要不要做，一定会先在脑子里考虑一下，有没有什么不好的地方，都会提前考虑清楚。所以，好些坏习惯在想通了以后改起来并没有那么费力。

"还吃水果罐头吗？"我故意问。

"哈哈，齁死了，也不知道我以前怎么那么爱吃那玩意。吃水果就挺好啊，甜度正好，也给孩子做个榜样。我儿子以前不爱吃水果，缺维生素，嘴里总起口疮，现在也爱吃水果了。"大刚也惊诧自己的变化。

后来的故事都是大刚妻子告诉我的，大刚把自己画的油画挂在他的饭店包间里，客人一夸赞，他就乐得合不拢嘴，碰见懂行的，就向人家请教，性格也开朗多了。

饮食清淡、晚饭少吃后，让大刚的脂肪肝渐渐好转，肚子小了很多，血糖血压都控制得很好，一年时间，足足减了28斤。他还不满意，说要减到140斤以内，最近又开始每天和几个朋友约好了一起走路健身呢！

彤彤的故事：减肥，助她考过英语六级

＜ 1 ＞

彤彤个子很高，1米73的女孩看起来要比同样身高的男孩显个。但是，140多斤的体重让她不满意。

她是朋友的女儿，在大学读艺术专业，总说自己志向远大，却被各样的韩剧偶像迷得七荤八素，追星追得没谱，千里迢迢去韩国参加偶像见面会，不吃早饭也要攒钱买贵宾票看明星演唱会，家人拿她没有一点办法。

我见到这个孩子时，她一副肩膀宽大、脸庞浑圆的样子，结实的身板走路带风。

"我妈说你能帮我减肥，要不，我才没时间见你呢！"90后的孩子直率得让人猝不及防。

彤彤的妈妈是个女强人，事业做得风生水起，精干强势。她的爸爸却一直游手好闲，既不愿帮彤彤妈打理生意，也不愿意正经做点事，就喜欢和朋友喝酒吹牛，前几年还和一个不三不四的女人有过外遇。彤彤妈很传统，不想离婚，总觉得老了还是要有个伴，她的迁就让彤彤爸更加有恃无恐。

"你妈挺想让你考研究生，是吗？"我单刀直入。

"我考不上，英语记不住啊！再说，我每天那么忙，哪有时间背单词啊！"彤彤一口回绝。

"大三了，功课还那么紧吗？"我明知故问。

"功课不紧我就没别的事了吗？我要看剧，还要去参加各种歌迷会的活动，周末也得出去逛个街吃吃东西吧？除了上课，时间都排满了，哪有时间准备考研。"彤彤特别理直气壮。

我顺着她的兴趣聊起了几个当红的韩国明星，她对他们熟悉到了"令人发指"的地步，血型星座身高体重三围都太肤浅，她了解他们小时候在哪里上学，家里几个弟兄姊妹，做练习生时受过哪些训练，签的是哪家公司，一日三餐的食谱，父母的职业，来中国喜欢住哪家酒店，爱吃什么中国食物，以及经纪人是否贴心，等等。她聊这些时满脸放光，眼里洋溢着兴奋满足，恍若恋爱中的少女在说自己心上的恋人。但我知道她没谈过恋爱，对周围的男孩一个也看不上。

"听你妈说，你给一个偶像买过一条五千多块钱的领带当生日礼物？"我很好奇。

"那算什么，有个女孩买的皮带两万多呢！"她不屑我的没见识。

"给爸爸买过什么礼物吗？"这个问题不讨好，但我要冒险问出来。

彤彤不吱声了，看起来很不快，强忍着才没发作。等了一会儿才说："我爸就是个 loser，你不觉得吗？"

我等她的下文。

"我爸这辈子啥也不想干，就想好吃懒做，吃我妈喝我妈，对我也不管不顾，我怎么会摊上这么个父亲？哼，父亲，他其实都不配！"彤彤似乎一直压抑着对父亲的愤怒。

"你妈是不容易，看起来你还挺心疼你妈。"其实她妈找我就是因为觉得她不懂事，不心疼妈妈，花钱追星还不爱学习。

彤彤又一次选择了沉默，她自己知道，虽然那么看不上她父亲，她其实和父亲更像，讲究吃喝，花钱无度，不务正业，说严重点，和她爸一起吃喝她妈妈的辛苦钱。

"你其实和你爸挺像。"我含混地说。彤彤一愣。

"你不觉得吗？眼睛、鼻子都很像啊！"我假装意在别处。

彤彤松了口气。

< 2 >

彤彤瞬间的紧张让我明白她对自己的状况不是没有觉知，只是不敢正视。只要她不装睡，我就能叫醒她。

"我们谈谈减肥吧！"我的话一出口，彤彤情绪就高起来。

"阿姨，你真得帮帮我，我现在胖的速度太吓人，都快一百五了。一想起我的体重我就睡不着觉。"这是她第一次叫我阿姨，而且，一脸的着急，显出这个年龄女孩子特有的天真。

"你晚饭一般都吃什么？"我直接问。

"不一定啊！反正都订外卖，现在可方便了，除了火锅没法在宿舍吃，什么好吃的网上都能订。"怪不得她妈说她伙食费惊人。

"平时做什么运动吗？"

"没时间运动，而且，我也不喜欢运动，浪费时间啊！"她不觉得狂追韩剧浪费时间，反而觉得运动浪费时间。

"可你喜欢的那几个韩国欧巴个个都是身材超棒啊！他们是天生的吗？"我提醒她思考。

"不是啊！人家那都是练出来的，你不知道有多辛苦，而且他们吃得特别清淡，有时候我看他们吃的午餐食谱都想哭。经纪公司对他们可苛刻了！根本不允许他们发胖，要不就没粉丝了。挺残酷的！"彤彤当然比我更了解这些敬业刻苦的韩星们。

彤彤喜欢韩国欧巴，却不愿意模仿学习人家的节制和努力，讨厌他爸，但她的生活习惯、花钱习惯却很像他爸。她如果意识到这点，肯定会吃一惊吧？

"你想过以后成为什么样的人吗？你想成为你妈或是你爸那样的人吗？"我必须进一步促使她思考。

"我才不想！"彤彤脱口而出，"我妈活得太没出息！就我爸那样的男人，她也一忍再忍，就怕离婚，好像离个婚自己就活不下去了，死要面子活受罪。他们的婚姻早就名存实亡了！她并不是没有经济能力养不活自己，咋就不能有点骨气？"彤彤一口气说出对妈妈的不理解，口气里仿佛她爸是个外人。

"我那个老爸，我算是服了他！他谁也不管，不管我妈，不管我，不管我奶奶，一个人怎么能自暴自弃到这种程度？"她用了"自暴自弃"这个词，她不知道的是，她妈正是用这个词来形容她的。

很显然，彤彤生活里没有榜样，能干的妈妈因为在感情上的软弱、缺乏自尊，让她毫不认同，游手好闲的爸爸根本不可能成为她对男性美好想象的模本。这样的孩子的确最容易追星，在现实世界里巨大的不满、匮乏，对父母近乎绝望的人格期盼，都会轻而易举地转化成对遥远偶像的迷恋。只有和他们发生连接，自己才觉得有活下去的动力，未来才看起来没有那么灰暗。也许，这也是成长的过程，这样不理智的迷恋更像止痛药，可以暂时缓解对父母失望的痛苦，但，也会上瘾的。

"你现在这样，你妈不是就更没有勇气离婚了？"我不再回避问题。

彤彤不再像刚才指责父母时那么义愤填膺、情绪激昂，而是垂下了眼帘，长长的假睫毛很抢眼。

"我也不想这样。真的！我挺心疼我妈，她为我、为我们家受了很多苦。我不想考研究生，也许毕业后赶快找个工作就能为她分担一些？她想让我考，我也想让她高兴，但我又觉得自己没能力。所以，一想到这些，我心里乱得很。真麻烦！长大真麻烦！看韩剧是我最幸福最幸福的时候。"

彤彤开始表达她的感受了，这是个好的开头。

她爱看韩剧，除了喜欢韩剧明星的服饰发型，喜欢长腿欧巴的迷人笑脸，对灰暗现实的逃避也是重要因素。毕竟才 20 岁，父母糟糕的婚姻让她对生活不再有幻想，躲进虚幻的剧情里心情就好多了。

看着韩剧，嘴里不停地吃着薯条薯片鸡翅甜点，那种双重的满足让人无法抗拒。经常熬夜看剧，狂吃垃圾食品，再加上被压抑的情绪，这些都在大量耗损一个人的意志力，让彤彤没有能量去做任何一件有难度的事，那种需要长时间坚持的有意义的事，无论是减肥健身，还是学外语背单词。

"我建议你一边看韩剧，一边在跑步机上跑步，那就不闷了！"我提议，"看着你那些偶像的好身材，说不定你越跑越有劲！"

彤彤是真想减肥，虽然没有什么信心，但她愿意试一下这个方法。

< 3 >

因为相隔遥远，这次见面后我们只能通视频联系。一周两次，每次一个小时。

彤彤告诉我，和她一起办健身卡的三个女同学，有一个只去了一次就把卡低价转让了，还有一个坚持了一周后死活不去了。还剩一个，和彤彤一起叫苦连连。

我告诉她，任何减肥方法，难的不是开始，而是坚持。

当然，我们也不止聊减肥，话题很广泛。深入了解之下，在看似对什么都不走心的追星迷妹的外表下，彤彤并不缺乏思想，对未来也有很多想象。谈得越来越深入之后，她告诉我："我特别希望自己能强大起来，让妈妈可以放心我，可以不用为了我委屈自己，可以过自己想过的日子。我爸其实人不坏，我小时候他对我挺好的，他年轻时也不是一点能力都没有，可能是运气不太好，也可能有点好高骛远，再加上我妈太能干、太强势，搞得他干什么都高不成低不就，结果这么多年一事无成，只好搞个外遇来刷一下存在感。"我挺佩服这个年龄的孩子对很多问题的惊人洞察力——

对于她父亲的外遇动机，彤彤比她妈妈分析得要透彻。

彤彤在持续和我视频沟通的一个月中，健身活动也坚持下来了，每天晚上一小时的跑步机运动，让她大汗淋漓，回宿舍洗个澡就累得想睡觉，熬夜看剧少了很多，随之相伴的深夜吃零食叫外卖也少了。

安全、充分地表达内心的感受，包括对亲人的不满，对未来的担心，可以很大地舒缓一个人压抑的情绪，不要担心这些感受太负面、太消极，其实，伪装的正能量才最容易让人发疯。

彤彤在和我一次次的对话中自己厘清了思路，很多迷茫困惑我并没有给她答案，她说着说着就把自己说明白了。这是生命的伟大之处，如果时机合适，自我疗愈的本能相当强大。

我启发她把对韩星俊俏脸庞的迷恋稍稍转移到对人家健美身材的关注上，学学他们的素菜食谱，护肤秘诀，以及健身运动的非凡意志力。我问她："如果你是那个韩国欧巴，参加歌迷会时，看到你的迷妹都是膀大腰圆大脸庞的胖子，你心里会不会往下一沉？你真的觉得他那个时候说'我好爱你们哟'是发自真心的？"

彤彤乐了，说："其实我也觉得自己挺傻的，给我爸我妈都没买过什么贵重礼物，这几年追星可真花了不少钱呢！"她不再像以前那么维护她的偶像，可以抽离出来看自己了。

彤彤两个月的健身加轻食让她瘦了8斤，脸看着小了，更显出她的青春可人。

视频中我向她祝贺，她说："我以前追韩剧，看的时候挺高兴挺满足，其实晚上临睡前心里特别空虚，感觉自己啥也没干，除了吃喝玩乐，就是长肉。而且我特别怕我将来变成我爸那样，什么都干不成，还养成了高消费的习惯，那我妈不就太可怜了？"她的反思越来越触及灵魂。"但是，这段时间跑完步，我感觉特充实，有一种成就感似的。刚开始，我是有点可惜我妈给我办健身卡的钱，也有点怕对不住您对我的关心，但后来，我还真有点喜欢跑完步流很多汗的感觉了。虽然每天跑得挺累，可比以前感觉有劲了。这是咋回事呢？"彤彤不是在问我问题，而是自己发个感慨。

彤彤还告诉我，她已经不怎么点外卖了，一方面外卖太花钱，她开始心疼妈妈了，另一方面，她觉得学校的餐食缺油少腥正符合减肥要求。她告诉我说，她在网上见过韩国明星发的食物图片，对比他们每天吃的那些东西，学校食堂的饭简直太丰富了。我告诉她，你妈没让你省钱不吃饭，她希望你健康。彤彤很懂事地说："省钱又健康不是更好吗？"

< 4 >

几个月后，彤彤告诉我她准备备战六级英语，已经开始每天有计划地背单词。这不是我建议的，我没想到她如此迅速地提高了对自我的要求。当然也不意外，意志力的提高经常会带来一个人全方位的改变，意志力焕

散则会让人一事无成。

中断每周的视频通话是彤彤提出来的，她说："阿姨，我也挺想和您聊天的，但我最近太忙了，时间都不够用。每个周末我还要去城里一家书店打工呢！虽然挣得不多，但我真的知道我妈的辛苦了。放假回去我再和您聊好吗？"

我的开心简直抑制不住。

彤彤的健身减肥只不过是她改变的突破口，和我当年一样，很多问题需要解决，总得找个突破口吧？之所以我会建议大家先以减肥为突破口，是因为减肥的确是最容易显现内心改变的一项活动，而且是安全的、健康的。整容虽然更快，可那是外力，和内心的成长无关。

假期时见到了彤彤，焕然一新。不得不承认，年轻人更有改变的可能和力量，这孩子一个学期瘦了 25 斤，1 米 73 的个头配上 105 斤的体重，胖瘦适宜，落落大方。

而且，英语六级考过了！她告诉我，之前觉得减肥和考六级这两件事能干成一件就很了不起，没想到都干成了。"我妈特开心，她觉得我长大了，这是她第一次为我感到自豪。想想也挺丢人的，长这么大没让我妈自豪过。"彤彤兴奋地说。

彤彤妈在女儿的改变中看到了孩子的成长，她不再强求她考研究生，希望孩子能按着自己的意愿安排人生，不用为了讨好谁而委屈自己。

"那你自己呢？"作为好朋友，我很关心她。

"我还没想好，我不离婚是觉得我和他爸还是有感情的，虽然他上次那件事把我伤得够呛，但我还是想给他一次机会。"彤彤妈很善良。

"或许可以换个思路，站在彤彤他爸的立场，你觉得他更愿意和你过下去，还是分点你的钱，然后找个更适合他的人重新开始？如果你看重的是情意，人家在乎的是财产，对人家来说，你给他的就未必是什么机会。如果你是不愿意分给他财产，宁可这么耗着，听起来也合逻辑。"作为朋友，我不得不实话直说。

彤彤妈被我的话将住了，她需要好好把自己搞清楚。

"要不，你先开始减肥吧，怎么样？你不是总说买不上合适衣服吗？再说，万一你俩过不成离了，把自己捯饬漂亮点，总不是坏事吧？"我半开玩笑地说。

"行，我先减肥吧！先不想那么多了，也许减瘦了，就想清楚了。"彤彤妈同意了我的建议。

要总的故事：成功不需要大肚子

<　1　>

要总做建材生意起家，后来又投资了饭店和互联网公司，忙虽忙，但是每天意气风发。直到有一天，他冠心病突发被送了急诊，抢救过来后，医生建议他减肥、戒烟、戒酒。

他是我先生的朋友，我和他太太是朋友。他知道我先生已经成功戒烟十多年了，想取取经。我们四个在饭桌上相聚。

席间聊天过程中，我先生实言相告，他是因为经常扁桃体发炎被医生警告，认真思索了三天后决定戒烟的。"如果你真的想通了，戒烟没有那么难，难的是自己要彻底想通，没有一点被迫的感觉，才不会戒了复吸，吸了再戒。"

听了这话，我看到要总的眼神闪烁，很显然，他还没想通。转头问我减肥的事，他心存幻想，觉得减肥可能比戒烟要容易一些。我不能让他没信心。

"不难，要总，您做那么大的生意，怎么可能没有坚持不懈的精神？所以，对别人也许挺挑战，对您，应该不难。"我要让他有勇气开始。

要总很显然受到了鼓励，他的太太也建议他开始减肥，毕竟，他的高血压、冠心病都不允许他的体重一直停留在将近 200 斤的高位，而他只有1 米 74 的身高。

要总的饮食习惯一点都不出意外，高脂肪高糖分，食量大，应酬多，几乎不吃青菜，逢酒必喝，无肉不欢。我了解到的很多成功男士的饮食习惯都是在慢性自杀，他们却沉醉其中，不能自拔。

之所以愿意多管闲事似的帮助要总减肥，是因为多年前一个生意伙伴就是出现了和要总极其相似的一次冠心病发作，再没有醒来，英年早逝的朋友让我伤感了很多年。也许，我能通过这一次来弥补些什么。

有一天路过要总办公室，就上去看他，阔气的班台、宽大的落地窗，彰显出他事业的成就，而他的大肚子，似乎也是这类大老板的标配呢！

"怎么样，开始减肥了吗？"我看似随意地问。

"不急不急，最近身体挺好，酒喝得少了，我这一住院，别人上了酒桌也不敢劝我了。上次也就是多喝了几杯，晚上睡觉突然难受的，幸亏急救车来得及时，不然，剩下这一大摊子，可咋办呀？"要总用手划拉了一下，意思是公司这一大摊子。

"你太太可是比你急啊！她说你血压一直控制得不好。"我搬出他的太太，希望引起他的重视。

要总和妻子感情极好，妻子家庭条件优越，当年顶着压力嫁给了他这个出身农村的穷小子。他事业做大后，她甘心在家当贤内助，让他从来没为家里的事操过心。

"是啊！我媳妇是挺担心我，我知道。可人一忙起来就停不下来，什么戒烟啊、减肥啊、健身啊，都得往后放啊，要不怎么说'人在江湖身不由己'呢！"要总叹了口气。

"等你下了减肥的决心后可以找我，决心你自己下，方法我帮你找。"

这样的人，他如果没有想清楚去干一件事，谁劝也没用。

< 2 >

一个月后，要总亲自给我打电话，不是通过他太太。

我们约在他公司写字楼下面的咖啡馆。一见面，感到要总神情异样，一问，原来，他的一个特别好的朋友，和他一样事业有成的哥们，心脏病突发死了。说起来都没什么新鲜的，天天喝酒应酬，常年高血压，肥胖超重肚子大还不减肥，56岁，身家过亿，转眼灰飞烟灭。要总说他跟着去了火葬场，看着曾经那么威风的一个人，孤零零地躺在那儿，妻儿老小哭得死去活来，往火化炉里推的时候，场面那个惨烈啊，太难受了！

要总这回是受了刺激，这是一周前的事，他说这几天每天失眠，心脏也觉得不舒服。媳妇担心得不行，让他赶紧联系我，给他疏导疏导。

"那个朋友和你年龄差不多大？"我轻轻地问。

"对。都是属鼠的，我比他大几个月，好几十年的朋友。特别好的一个人，帮过我好多次。"要总的眼睛一直红红的。

"他走了，公司的损失挺大，家里人也受不了吧？"我顺着往下说。

"唉，公司肯定要乱一阵子了，这几天小股东已经打得不可开交了，可怜的是他老婆孩子。他老婆从没插手过公司的事，就是让人蒙了骗了也只能吃哑巴亏。"要总重情重义，他看到了失去丈夫后孤儿寡母将会面对的窘况。

"如果你这朋友这次抢救过来了，你说他会怎样？是不是就戒烟戒酒重新做人，减肥健身不吃肥肉，天天回家陪老婆孩子吃饭？"等要总情绪和缓一些后，我抛出了问题。

要总不回应，他一定是想到了自己，上次急诊抢救回来后他仍然一切照旧，好像只是去医院治了个感冒，没有一点反思啊！

"其实，这个世界离了谁都行，地球照转，只有你最亲最爱的家人在你离开以后人生会改变。人啊，有的时候就是见了棺材都不掉泪啊！"我把话说得很重。

"我……还是减减肥吧！这几天心脏格外不好，医生也说我这体重让心脏供血负担太重，而且，我还打鼾，还有可能呼吸暂停呢！"要总终于自己下了减肥的决心。

在我的建议下，要总需要从晚餐开始注意，必须只吃青菜和鱼类，不吃主食、猪肉及其他，不管是有应酬还是在家里，不管别人吃什么，记住自己该吃什么就行。要总答应得特别爽快。

要太太几天后联系我，说老要非常听话，在家也是只吃青菜，喝口汤，最爱吃的炖肉、排骨看都不看，看起来是真的想明白了。

一个多月后，要太太告诉我，要总减了 10 斤。虽然说对于一个体重将近 200 斤的大胖子，减掉 10 斤不太能看得出来，但体重秤上的数字还是很有说服力的。

我在心里感叹，这事业有成的人是了不得，一旦下决心，真是啥事都容易成功啊！

但是，又过了一个多月，要太太告诉我，老要已经开始反弹了，而且，看起来不想难为自己了，吃饭不讲究了，出去应酬也不克制了。她有点不知所以，本来以为警报解除了，可现在又拉响了。

第二天，我给要总去了个电话，约他在上次那个咖啡馆见面。

要总一脸不好意思地说："其实第一个月减得挺好。"

"然后呢？"我也好奇。

"我也不知道，真的不知咋回事，就是突然有点不想往下减了。"要总自己也疑惑。

但是，我注意到，他说的不是"减不下去了"，而是"不想往下减了"。看起来，不是减肥遇到正常的平台期，而是心理因素导致了减肥停滞甚至反弹。

"您说，有点不想往下减了，是什么意思？"我很想探究。

"我也说不清楚，我知道这个方法对我特别有用，一下子就减了10斤，肯定对身体也好，是吧，家里人也高兴，是吧，可我就是……有点不敢往下减了。"要总表达得含含糊糊，看起来他自己也犯糊涂了。

我知道老要出身很苦，家里兄弟姐妹多，本来有五个兄妹，后来好像夭折了一个，剩下两儿两女，父母养大他们特别不容易。他是家里最有出息的一个，对家里人特别挂念，在老家给他们都盖了新房，还帮几个侄子外甥安排了工作。

"您觉得如果照这样减下去会有什么可怕的事发生呢？"我必须帮他找到阻碍他减肥的"怪兽"。

要总陷入了思索，闭上了眼睛："嗯，这个，我也说不清楚，就是挺害怕那种感觉，害怕自己有一天会瘦成麻秆似的，特别没力气，啥也吃不进去，谁都瞧不起我，然后，就好像一下子回到以前的日子，没有肉吃，粮食也不够，经常饿得心慌，还有那么多活要干。一想到这些，就特别害怕，特别委屈。"

要总减肥这一个月忍饥挨饿的体验，唤醒了他的早期饥饿记忆。早年的痛苦一下子历历在目，他被那种感觉吓坏了，在那个记忆里，饥饿，就意味着贫困、屈辱，甚至死亡。所以，他理智上想减肥，也知道饮食清淡有助于减肥，但这些抵挡不住从心里涌出的恐惧，对贫穷、饥饿和死亡的巨大恐惧。这个恐惧会让他的减肥举步维艰。

< 3 >

"你家早年去世的那个是男孩还是女孩？"我想深入探究。

"是我大弟弟。死的时候不到14岁。"要总脸色凝重。

我看着他，等他向我诉说。"家里穷，谁都吃不饱，我们都还好，我大弟弟从小身子弱，什么活也干不了，后来不知怎么胃出了问题，也住不起大医院，就那么在家里熬着，家里人向邻居借上细粮给他吃，他也吃不进去，只能躺着，小脸煞黄，瘦得不成样子，有一天我爸去镇上给他买猪肉，想让他吃点好的，赶快好起来，可没等回来，他就咽气了。"虽然过去了好多年，弟弟的死还是让他记忆犹新。

"不就是因为穷吗？那会儿村子里死个人都不新鲜，谁家没有夭折过孩子啊？要不怎么那么爱多生呢？谁知道哪个能活下来？我是家里的大哥，我要不往出奔，全家都得挨饿。所以，我们村有人在深圳打工，我二话不说就去投奔人家，吃了不少苦，也交了不少朋友，后来和一个懂行的大哥一起做建材，日子就翻了身。"要总的眼神里有自豪。

"终于过上好日子了，家里人肯定特别感谢你！"我为他高兴。

"是啊！我爸去年不在了，我老妈80多了，兄弟姐妹一大家子，但说实话，农村人胆子小，都没什么大本事，不靠着我他们也干不了个啥，我必须撑着这个家。有时候，也挺累的。"要总难得露出疲倦无力的神情。

"你觉得，如果接着减肥，你就会瘦成你大弟弟那样吗？"我说出了自己的推测。

要总一愣，"也许吧！要不是医生让我减肥，我觉得自己挺健康。太瘦了不抗造啊，干啥都没力气，得了病抵抗力也不够，而且，看起来病病歪歪，没有男人气。出去谈生意，太瘦的人没派头，说你是老总，没人信啊！"

要总这番话让我找到了他无法完成减肥任务的真正原因了，我那位英年早逝的朋友以及很多事业有成却疾病缠身的男士大概都是如此，他们心里的潜台词就是要总所表达的：不胖不成功啊！

因此，他们不会去做潜意识里极其排斥和蔑视的事，不会为了一个在他们心目中很失败很没面子的结果去付出努力。说到底，他们因为穷怕了，饿怕了，心里压根就不想瘦！

"当然，您说得对，太瘦了肯定不好，也不健康。"这样的成功男士，特别需要你先认同他。"那您觉得，以您这个身高，多少斤以下就是太瘦了呢？"我必须给他普及一下健康体重的知识，不然，一个 200 斤的大胖子竟然担心自己会不会太瘦，这是一件多么诡异的事啊！

"我不知道啊，不太懂，对我来说，不超过 180 斤就不算太胖了吧？"要总的确对胖的概念很模糊。

我告诉他，按他 1 米 74 的身高，正常的体重应该是 140 斤左右，即使加上年龄因素，145 斤到 150 斤也是上限了。而他，足足超了五六十斤！

"所以，要总，对您来说，过瘦根本不是您要担心的问题。就像您管理公司，如果库存量很大，就要关心如何消化库存，而不是担心供不上货。过胖还是过瘦，不是凭感觉，也不是凭经验，而是看数字啊！您的库管如果空口无凭跟您说，我'感觉'咱们库存不算多，再进点货也没关系，您还不把他炒了啊？"我的比喻把要总说乐了。

"你说得对，我可能是对过去的记忆太深了。前段时间，晚上吃得少了，胃里确实轻松、舒服，可心里却觉得空落落的，看着那么多好吃的不能吃，也有委屈，甚至觉得，自己这么多年辛辛苦苦打拼，不就是想过上好日子嘛！这也不让吃那也不能吃，烟不抽酒不喝，那我辛苦半辈子为了啥？就为了给我老家的亲戚盖房子，让老婆孩子住别墅，那我自己连点乐子都没了，还奋斗个啥？"要总的话发自肺腑，是他真实感受的表达，很珍贵。

很多想法，憋在心里是一回事，一说出口就会启发当事人的自动纠错能力，这很神奇，特别是对于那些善于思索、自我觉知力强的人，让他们说出来，就成了一大半。

"唉，我弟弟死的时候太惨了！真的是皮包骨头啊！你说怪不怪，这段时间可能是晚上吃得太素淡了，做梦老梦见肚子饿，还梦见我老家以前的老房子，然后就梦见我弟弟，躺在炕上，眼睁睁地看着我，心里真难过啊！"要总的真情流露让我的眼眶也湿润起来。

我不再和他谈减肥，而是听他讲过去的故事，听他回忆弟弟，回忆家乡，也回忆自己在深圳打工时吃的苦，甚至说到了家乡人对他的很多期盼，是鼓励也是压力啊！修桥修路，哪是那么容易的事呢？

那天的谈话进行了很长时间，临走时，要总说了一句，"我还是得减肥，这几天又开始吃肥肉，明显感觉不如前段时间轻松了。"

< 4 >

要总又开始他的青菜计划了，我给他太太建议，一周可以吃两次肉，不用太苛刻，欲速则不达。他太太告诉我，老要这次好像挺坚定，吃肉时也很节制，尝几口就不吃了，不像以前，他一个人就能吃一大碗。

我还建议他太太每天拉着他多走路，周末可以去公园走，平时在家附近走。我告诉她，我和我先生就是靠着日行万步双双减了肥，两个人感情还越走越深了。

那天和要总聊天，感觉他很需要倾诉，看似坚强的大男人内心也很柔软，他需要和妻子进行深度的交流，而不只是对柴米油盐等日常琐事交换意见。夫妻一起散步聊天，不仅对身体有好处，对心理健康也益处多多。

对于中年以上的人，走路比慢跑更安全。而且，长期坚持走路，可以减少30%患心脏病的概率，减少50%患糖尿病的概率，对于女性的乳腺癌也有很好的预防作用。

我建议要太太和她先生一起走，就是想让他们互相鼓励，这样更容易坚持。就像我先生和我互相陪伴才有了减肥的好成绩。

果不其然，他们两个人买了专业的健走鞋和运动衣，每天一万步，周末开车到森林公园，走得大汗淋漓，心情舒畅。要太太告诉我，老要有一天说，以前就知道忙工作，以为挣钱最快乐，现在每到周末就盼着去公园，去山里，在大自然里走一走，太放松太享受了！

几个月后，要太太传来喜讯，老要减了 20 斤，腰围小了，血压平稳了，精神头足了，也没那么爱抽烟了，一些无谓的应酬能推就推。最近他还参加了一个企业家户外运动俱乐部，很多人都和他年龄相仿，还认识了几个企业做得比他还成功的人，人家都没有大肚子，看起来身材健硕。

　　老要不服输的性格被激发，他本以为自己晚餐清淡很了不起，那几个老总说，他们好几年不吃晚饭了，只吃水果，喝点酸奶，老要不由得下起了决心，想再减 20 斤。

　　其实，方法不复杂，说出来不神秘，但坚持下来需要的是战胜心魔，那个不让你减肥的心魔。老要的心魔是对饥饿所代表的贫穷的恐惧，对大肚子代表的成功和富足的迷恋，他认清了这点，减肥就没那么难了。

　　你的心魔是什么，你找到了吗？

雅丽的故事：瘦下来，重新活一回

< 1 >

55 岁的雅丽给我看她小时候的照片，十二三岁的小姑娘，眉毛上挑，眼神灵动，鼻子很翘，下巴尖尖，五官搭配得巧妙舒服，让人过目难忘，以那个时代的眼光看，真的像个小童星。

而我眼前的雅丽，在沙发上一坐就是一"摊"，一张毫无生气的脸，水牛背、大粗腿、臀部宽大，不到 1 米 6 的身高，体重足有 160 斤。而且，她对自己毫不修饰，衣服穿得老气横秋，头发凌乱，皮肤暗沉。

我不敢太夸赞照片里的小姑娘，生怕无意间对和真人反差的惊叹让她不舒服。我真的很好奇，那个漂亮成仙儿的小姑娘怎么用几十年的光阴把自己活成现在的模样？

雅丽一副见怪不怪的大度，说："没人看出来像我，我自己有时候也觉得不是我，好像是上辈子的事。"

雅丽被更年期综合征引起的抑郁困扰，找我是经一个朋友介绍，她说自己感觉快不行了，每天心灰意懒，没来由的想哭，整夜睡不着。

雅丽的丈夫退休后找了个地方打工，一早出去，每天晚饭前才回来，我们的谈话就在她家进行。

"你小时候好漂亮啊！那时候可不像现在，没有整容没有修图，漂亮就是真漂亮。当年追你的人很多吧？"我的确特别好奇。

"是，很多。可有什么用呢？老了还不都一样。"她照旧情绪低沉，不为我的赞美所动。

"不舒服多长时间了？"我归回正题。

"其实，这么多年就没舒服过，但是这几年更厉害了。本以为绝经之后会好些，没想到好像更严重了，头整天昏昏沉沉，胸闷气短，潮热一直下不去，每天都睡不好，一醒来就觉得累，看见谁都没好气。"如果只是这些症状，更年期女士大抵如此。

"吃饭怎么样？"我装作不经意地想把话题扯到饮食和体重，她的体形虽说在这个年龄的女士中并不少见，但多了解肯定有收获。

"还行吧！正常的一日三餐。也没怎么多吃，就是长肉，没办法，我能怎么样？"雅丽听起来很消极，一副听天由命大撒手的样子。可是，她如果真的对自己撒手了，也就不会这么痛苦了。一般来说，很多更年期女士的情绪困扰除了身体因素外，不敢正视自己的欲望和生命的冲动也是她们躲不开的难题。

雅丽告诉我，她老公对她特别好，从结婚到现在，大小事都由着她，做饭洗衣服收拾家，全承包了，脾气好得谁见谁夸。她也不想这样病病歪歪，让老公每天伺候着，可由不得自己啊！雅丽把自己说哭了。

雅丽的老公现在看起来和她很般配，甚至比她还显年轻，可我总觉得没那么简单。

"当年怎么会嫁给你老公的？毕竟那么多人追你，他是哪一点打动了你？"但愿我的问题不像挑事。

雅丽果然沉默了。一直看着窗外，好像陷入了对往事的回忆。只要机会合适，所有人都愿意说出内心的秘密，因为，自己藏着一个秘密太难受了。我默默地看着她，胸有成竹地等着。

"也没什么特别的，就是他特别有耐性，一直追、一直追，我就心软了。"标准的"麻雀追凤凰"的套路。

"你喜欢过别人吗？"我不相信"凤凰"当年会真的看上"麻雀"。

"喜欢过别人又能怎样？我都已经'那样'了。"果然有隐情。

< 2 >

　　雅丽其实爱过一个很高很帅的高干子弟，对方对她忽冷忽热，她却爱得死去活来。和她暧昧、纠缠的同时，高干子弟也和别的女孩有瓜葛。雅丽质问他，他的一句"我和你是什么关系"就把雅丽的理直气壮变成了无理取闹。美貌高傲的雅丽一气之下答应了一直不懈追求她的一个小伙子，这个小伙子老实本分，但各方面都特别普通，甚至可以说有些木讷。雅丽不是真想和这个老实小伙谈恋爱，而是想激怒高干子弟。但是，相处半年后，雅丽不知是出于对无动于衷的高干子弟的报复还是对痴恋她的追求者的歉意，和那个老实小伙子发生了性关系。这在上个世纪 80 年代初是挺出格的一件事，尽管当时可能很多人都没有恪守清规戒律，但是雅丽却因此怀孕了。

　　雅丽后悔了，她不爱这个人，即使不和高干子弟结合，她也有很多选择。

　　"我妈本来不同意我和他好，知道我怀孕后态度大转变，逼着我嫁给他。我妈是小学校长，我爸也是个领导，他们怕我去医院打胎给他们丢人。毕竟在我们这种小地方，根本没什么秘密能保住。"雅丽说出最难堪的过去，反而一脸轻松。

　　于是，雅丽下嫁给平庸的、她根本不爱的男人，和高干子弟以及所有其他更光鲜的可能告了别。她老公追她时很辛苦，结婚后也一直讨好她，雅丽表面上知足了。她母亲总说她命好，跟了这么一个老实可靠的好男人，家里啥事都不用她操心。雅丽真的就甘心了吗？

"你和你丈夫这么多年，甘心吗？毕竟……"既然开始面对过往伤痛，我希望她说个痛快。

"我也不知道。其实生完儿子后就不想那么多了，每天带孩子、上班就很辛苦，也没空想以前的事，再说他一直对我百依百顺，我有啥可挑剔的？有啥不满意？跟了别人未必有他对我这么好。"很显然，雅丽理智上是接受甚至感激她丈夫的，但她从情感上却未必。情感和理智相矛盾，人就会纠结、难受，内心冲突又充满自我否定。

"什么时候开始发胖的？看你结婚前的照片都好瘦好苗条啊！"我还是忍不住赞叹她年轻时的美。发胖有时候就是一种自暴自弃，特别是对于一些曾经的美女。

"生完孩子就不在乎了，已经这样了，胖啊瘦啊还能咋样？有人看吗？反正我家这口子也不在乎我胖瘦，别人都嚷嚷减肥，我就没动过心，想吃啥就吃啥，从没忌过口。哼！一把年纪了，还想再嫁一回啊？"她不是心平气和地安于现状，而是对命运无能为力之后的自暴自弃。最后那句"还想再嫁一回啊"，看起来是嘲讽，其实是她藏在内心的渴望，因为绝无可能，只好狠狠地嘲讽。

"再嫁也许不可能，换个活法还是可以的。"我接着她的话尾。

雅丽的朋友之前就告诉我，当年雅丽是她们女同学里最耀眼出色的，长得漂亮人聪明，一直当着班干部，喜欢她的男生特别多。自从嫁给现在的老公，和同学就不怎么联系了，人也越来越不讲究，后来，她所在的企业倒闭了，做会计的她本来有机会再找工作，但她懒得找，拿着一份低保收入，就靠老公也并不高的工资养着。前几年同学聚会雅丽去了一次，又胖又邋遢的样子把大家都吓到了，她也不自在，后来再也不参加了。

"我这回得病也不完全是因为更年期。"雅丽开始表述自己，"有一天早晨醒来后，我突然觉得，自己好像没活过就快死了。我们原来单位已经有几个和我差不多年龄的人得病去世了，我一下子感觉，快轮到我了！我不想就这么死了，我还没好好活过啊！但是，回过头一想，活着有啥意思呢？每天的日子就是吃饭睡觉，看电视发呆，儿子前几年结婚后就和我们分开过了，老公每天早出晚归，只有我一个人，在家很无聊，出门也不知道干什么，真是想死死不成，想活没意思啊！"雅丽打开了心扉。

"你让自己成为现在这个样子，是在惩罚谁呢？你自己，你老公，你父母，还是那个高干子弟？"我想让她思考。

"你把自己从原来的大美女变成现在这样，是为了和你老公更般配吗？你们现在的确很般配，但是你舒服吗？你感到委屈了吗？"我一连问了几个问题，并告诉她不要急于回答，要好好想一想，下次见面时再慢慢告诉我。

< 3 >

几天后我们还是在她家见面，她的故事挺吸引我，以至于我决定在她居住的小城多待一段时间。

"你上次问我的问题我想了好几天。"她开门见山，"我从来没有这样想过问题。我本以为自己这辈子就这样了，也怨不得谁。你问我想惩罚谁，我才觉出自己真的挺傻的。能惩罚了谁呢？还不就是自己受罪。"

我静静地听着，她一定有好多话想说。

"我也不知道该恨谁，那个男的？人家也没跟我正式确定恋爱关系。恨我妈？的确有点，可如果我没有怀孕，她其实是不同意我嫁给我老公的。恨我老公？人家做错什么了，结婚前结婚后对我没一点不一样，我真挑不出人家的毛病。那就剩下恨我自己了，谁叫我当时不小心，不喜欢人家还要和人家好，最后把自己拴住了，拴了一辈子。"雅丽说得很畅快，看起来不想再保留什么了。

她时不时会流泪哽咽，但不再是第一次见面时的哀怨、消沉、无话可说，她打开了自己，也反思了很多。她承认她不想总让别人觉得她下嫁了一个配不上她的人，所以就不愿意让自己的外貌和老公相差太大，再说，和老公在一起，永远是他看她的脸色，她从来不用费力讨好他，她也就懒得打理自己，特别是 40 岁以后，不知怎么，心灰意冷的感觉越来越强烈，更年期反应让她脾气越来越不好，吃东西也更加不讲究，什么营养啊、科学啊、瘦身啊，她听都懒得听，所以，在 50 多岁的年纪，她把自己活"死"了。

我不再隐藏观点，我告诉她："你完全可以活出自己想要的样子，不用为了和老公更般配就让自己低就，当年的选择是迫不得已，今天你可以有新的选择。"我说的当然不是离婚，而是，活出更好的自己，或者说，活出原来的自己。

"那我该吃点什么药呢？医生给我开了好多药，吃了都作用不大。我真的不想这么活着了，太难受了！每天没一点盼头，一起床就熬天黑，对什么都提不起兴趣。这日子啥时候是个头啊？"雅丽的痛苦很多中年女士都感受过。

"你可以去跳跳广场舞，去认识很多姐妹，和大家多交流交流，好多烦心事就没了。另外，我建议你减肥，真的，你那么好的底子，瘦下来不定多有效果呢！变漂亮不是为了给别人看，自己喜欢自己比什么都重要。"我希望她愿意尝试。

她欣然答应，一方面她真的是太想从目前的困境中摆脱，另一方面，我对她由衷的夸赞让她燃起了想变回从前的冲动。

"你说得对，我现在就是自己不喜欢自己，每天连照镜子都没好气。"雅丽特别勇敢地承认了她对目前状态的不满意。

之后我和她用微信保持联系，另外每周通两次电话。

她告诉我她参加了一个广场舞的团队，几十个大妈，都是老手，她和几个新来的刚开始还有点不好意思，但很快就融进了团队。没人笑话谁跳得好不好，大家在一起就图个高兴。那些大妈大多是性格特别开朗的人，一辈子经历过很多风雨，到这把年纪活开了，找到了为自己活的乐趣。她们的乐观精神让雅丽深受感染。

我在电话中建议她每天跳舞健身的同时，还要注意节制碳水化合物的摄入，也就是说不要吃太多主食。雅丽之前是主食控、猪肉控，我建议她每顿饭的主食摄入不要超过自己一个拳头的量，猪肉一周不要超过两次，多吃蔬菜、水果，蔬菜尽可能水煮、凉拌，不要过多地用油热炒。

< 4 >

一个月后，我又来到她所在的小城，特地到她跳广场舞的公园看她。

果然感觉大不一样了，虽然看不出瘦了太多，但她的面色很好，穿得花红柳绿，还化了淡妆，说话声音底气很足，不再是一副生无可恋、低沉厌世的模样。

我夸赞她衣服漂亮人精神，她很开心，约我第二天去她家吃饭。

第二天中午我准时赴约，她老公不在，我俩边吃边聊。她告诉我，她认识了几个跳舞的姐妹，每天跳舞前和跳舞后都要聊好长时间，和她们一接触，才发现自己遇到的那点事根本不是事。

"有个姐姐，人可漂亮了！几年前得了乳腺癌，两个乳房全切了，人家照样每天打扮得漂漂亮亮，她说，哭哭啼啼有用吗？谁要看你那张苦瓜脸？她不说你根本看不出来她得过癌症。还有个姐妹，比我小几岁，老公挣了点钱就在外面胡来，她忍了几年后离了婚，说不图别的，就图个清静，一把年纪了，不想闹得鸡飞狗跳，让外人笑话、让子女为难，离了以后她平时照常上班，周末还在老年大学学画画、学书法，晚上有时间就来跳广场舞，看起来活得特别好，一点都不抱怨。"雅丽的新朋友为她打开了一个新世界。

"你再看我，其实一辈子没遇到多大的坎坷，就是自己太想不开，老公虽然不是多么让我欣赏崇拜，可过日子不就是平平常常？不是没有遗憾，但是已经是这样了，我何必总是活在后悔和抱怨里？和人家一比，我挺幸运，谁能一辈子事事顺心如意？"雅丽的豁然开朗让她充满智慧。

"怎么样？瘦了一些是吧？"我问。

"不多，五六斤。别人看不出来，我自己能感觉到。每天出去跳舞，出一身汗，回来洗个澡睡觉，不怎么失眠了。而且，也没那么爱吃了，以前每天昏昏沉沉，吃饭就是往嘴里塞东西，根本不过脑子，现在吃之前要想一想。我们跳舞的几个好朋友也经常交流养生啊减肥啊，大家都挺在意这方面的。"看得出来，雅丽找到"组织"了，这种归属感可以激发出一个人很多潜力。

"你老公看见你这样，肯定很高兴吧？"我挺关心他们俩的夫妻关系。

雅丽顿了顿，说："其实，我以前一直看不起他，也很埋怨他，毕竟当年我怀孕是他死磨硬缠的结果。但已经嫁给他了，我也不好再说什么。所以，我就故意啥也不干，懒得在他面前表现好。'谁让你当年把我骗到手，活该你就得忍受我这副死样子！'这段时间我想了很多，觉得再这样下去我自己又能得什么好呢？其实我儿子早就看不下去了，说他爸把我惯得不像样子。我想，既然命运把我俩拴在一起，以后的日子我就想和他好好过。这么一想，再看他，就真的看出人家的好了。他也感觉出我的变化，回家比以前早多了。其实他没那么忙，之前也是躲我，不想看我每天哭丧个脸，故意晚回家。"雅丽说着自己先笑了。

这个表达特别真实，比之前对她老公泛泛的赞美更坦诚、更有说服力。只有敢于正视自己的真实感受，承认自己对身边亲人、爱人的不满、抱怨甚至恨意，才会让我们和他们的关系更健康。

夫妻之间，不是必须爱得轰轰烈烈才能幸福到白头，不是必须永远浓情蜜意才能享受家庭的美好，中年之后的婚姻，学会妥协和接受，学会夫妻和谐的相处之道，建立彼此关心又各自独立的生活方式，也许，更容易让双方都活得自在、舒坦。

雅丽在打开心结之后，又结识了一些对生活充满热情的跳舞姐妹，她自然而然生出了活出更好自己的渴望，好像重新燃起了生命的热情，这种渴望和热情让她不再抑郁、厌世，也放下了这么多年对丈夫隐藏极深的恨意。之前的她，对命运既愤怒又无奈，对丈夫不敢恨也不想爱，对自己既可怜又嫌弃，内心焦灼，外表憔悴，毫无生气地虚度光阴。改变之后，她对好多事情都有了兴趣，喜欢跳舞喜欢打扮，愿意尝试减肥菜谱，和姐妹们探讨瘦身方法，看起来是开始在意自己的身材、外貌，实际上是对生活、对生命又燃起了兴趣。

半年后的一天，雅丽打电话给我，问我是否有空去看她们在剧场的一个演出，是市里举行的一个文艺汇演，她们舞蹈队被街道选中作为代表去表演。雅丽告诉我，她是领舞。

我特意把出差计划往前调整了几天，到小城的一个剧场去看了她们的演出。广场舞的确很容易感染人，虽然配乐是听起来千篇一律的"凤凰传奇"，但每一个舞者脸上的激情和笑容特别让我感动，我喜欢看她们为自己而舞、为自己而乐的那份勇敢和自在。

雅丽简直让人惊艳！化上浓妆的她非常打眼，眼神翻飞让我想到她年轻时候的模样，身材明显比上次见她瘦多了，鲜艳的舞蹈服衬出了腰肢，是的，竟然瘦出了腰身！她跳得极投入，真的可以说是用生命在舞蹈。凤凰传奇的乐曲太应景了，那种高亢、激昂的调调，对于雅丽这样渴望重新活一回的人，真的就是励志神曲啊！

之后，我在微信里给雅丽发过去我拍的现场照片，并热情地夸赞了她惊人的变化，她告诉我，她瘦了20多斤，以前的衣服全不能穿了，也不想穿了。"太老气了！哈哈哈……"雅丽的笑声隔着听筒都感染人。

想到她跳舞时的妖娆样子，的确不适合穿以前老气横秋的衣服了，而且，也不适合过以前那种死气沉沉的日子了。

马克的故事：不做妈宝，为自己负责

< 1 >

马克是个典型的富二代，家里资产上亿，从小生活优越。他的性格挺阳光，也特别大方豪爽，朋友都很喜欢他。

马克小时候长得非常漂亮，再加上家境好，一直是周围同学朋友羡慕的对象。从小学到高中，马克一直无忧无虑，在同学、朋友眼里，他既是每次聚会时豪爽的买单者，也是一个好脾气的开心果。直到大学三年级，他苦追一个女同学一年多，一直无果，才让他感受到了人生中的第一次挫败。后来，他请女同学的闺蜜吃饭了解到人家拒绝他的原因：嫌他太胖，觉得他除了家里有钱，自己不会有出息。

他很受打击，但也不得不承认女同学说得对。马克在同龄人中体重超群，1米70的身高体重却有170斤，发胖让马克原本漂亮的五官都变形了。而且，马克的确对什么都不上心，不爱学习，对未来毫无规划，整天在游戏、聚会中寻开心。

在这次求爱遇挫的打击下，知道我在寻找"心理减肥法"的志愿者，马克联系了我。他给我的第一印象特别好，敦实的体形，笑容开朗，眼神热情，看起来家教很好。

"老师，您能帮我减肥吗？"他一脸诚恳。

"你真心想减，我愿意帮你。"我给他肯定的答复。听我这么说，马克笑了，看起来很孩子气，毕竟才20岁。

马克告诉我，家里有个大他10岁的哥哥，早就研究生毕业，在父亲公司里上班，是企业未来的接班人。妈妈特别宠马克，什么事都由着他，他爱吃，家里就请了好厨师，马克从上初中起就在妈妈宠溺的眼光里由着性子吃，一天天地把自己吃得越来越胖。

"你哥哥胖吗？"我问。

"一点都不胖，他每天健身，身材特别好。我妈也不胖，我爸现在有点发福，年轻时也是正常人。"马克自己也略有惊奇。

"你哥哥比你大那么多，你们俩平时沟通多吗？"我对他的瘦哥哥很感兴趣。

"我小时候他常陪我玩，后来我长大了，他出国留学，回国后他帮爸爸打理生意，越来越忙，我们见面就不多了。再说，我也有自己的朋友。但我哥对我特别好，每年我过生日都给我买个大礼物。有事找他，他都会帮我。"看起来马克真是集万千宠爱于一身。

"你父母对你俩的态度是不是不太一样？"我在寻找线索。

"也没有什么不一样吧？"马克似乎没想过这个问题，一脸茫然地在脑海里思索着，"就是因为哥哥年龄大，我爸对他要求比较严，他当年想学艺术，我爸没同意，说还是学点实用的，艺术只能是爱好。不过，我哥特别厉害，现在我爸好多事都让我哥管。"马克对哥哥是真崇拜。

"你以前试过减肥吗？"我把话题拉回来。

"试过，一个星期都坚持不下来，太难受了！我每顿饭都想吃肉，让我光吃蔬菜我可受不了。而且，北京的馆子太多了，我一个星期吃两家都不够。我周围朋友也都是吃货，几天不聚就嚷嚷着嘴馋了。我们在一起特别开心！"马克的性格好，人又大方，这样的"土豪"朋友可不是人见人爱！

"这次为什么想减肥了？"我要知道他的减肥动机有多强烈。

马克这才把追女同学遇挫的事原原本本讲给我听。他说第一次觉得自卑，特别害怕以后遇到喜欢的女生都会是这个结果。

"一定有好多女生喜欢你，何必非要找那个看不上你的呢？"我想激他一下。

"唉！老师，跟您说实话，是有很多女孩子追我，可我不知道她们是喜欢我还是喜欢我家的条件，而且，这些女孩我一个都不动心。我为啥不能和我自己看上的女孩在一起呢？"

< 2 >

第一次的谈话让我了解了马克的一些成长经历和家庭背景，这个孩子非常天真，虽然是所谓的"富二代"，但因为衣食无忧、很受家人宠爱，心智反而很单纯，有一种讨人喜欢的可爱劲儿。

马克说他从小到大没感受过什么是痛苦，这是第一次，特别沮丧、挫败。周末回家，妈妈看他脸色不好，以为他功课太累，就让家里的厨师做了他最喜欢的红烧肉、油焖大虾，马克虽说心里难过，但还是吃了两大碗米饭，听他说起这段，我不由得笑了，真是个"心宽体胖"的孩子。

第二周的再一次见面，马克似乎从失恋中走出来了些，眼里有了自信。

"老师，咱们说说怎么减肥吧！"他挺着急。

"好啊！减肥最需要的是坚持，坚持需要的是毅力，你是一个有毅力的人吗？"我很直接地问他。

马克垂下眼帘说："我不知道，我没做过什么太难的事，从小到大，家里人都照顾我，我不知道自己有没有毅力。"

"考大学总是自己考的吧？这个挺不容易是吧？"我替他寻找证据。

"其实，我爸本来想让我出国留学，可我的英语太差了，托福连60分都考不过，再加上我妈不想我四年都不在她身边，就放弃了出国的选择。高考前我每门功课都请了一对一的老师辅导，光补习费就花了十几万，最后也只考上个二本大学。不过我妈说了，随便上个大学就行，以后又不靠这张文凭吃饭。"马克一点也不遮掩自己的经历。

他的轻松是普通人家的孩子不敢奢望的，但，这样真的好吗？我其实有点可怜这个孩子，小小年纪，一切都被安排好了，能干的哥哥将来会子承父业掌管家族企业，父母因此对他没有要求，所以，他的一生似乎就只能做"寄生虫"了。也许，这次被心爱的姑娘狠狠地拒绝对他是件好事，希望他能借此机会对自己富贵又可悲的人生前景有所警觉。

"你喜欢现在的生活吗？一点压力都没有,不用努力就能得到一切？"我问。

"说不上喜欢，也说不上不喜欢。有时候觉得很舒服，有时候也觉得挺无聊。我们班同学假期出去勤工俭学，我其实也挺羡慕，可他们一个月挣的钱还不如我请大家吃一顿饭花的多，又觉得不值，所以，我挺矛盾的。"马克很坦率。

"你觉得那个拒绝你的女同学，在你变成什么样以后可能会喜欢你？"

我希望他再一次感到痛，没有痛，何来成长？

马克沉思了一会儿，说："如果我能瘦下来，学习上更努力一些，还有，能为以后的人生做出规划，为自己负责，也许，这样她会喜欢我，是吗？"

"为自己负责"，这句话让我吃惊，它比那些具体的目标更有深度。我用疑问的眼光鼓励他接着讲。

"我看起来挺潇洒，其实，有时候也挺自卑的。在饭桌上听我哥和我爸说生意上的事，我听不懂，一句话也插不上，觉得特别不舒服。他们到现在还把我当小孩子，我妈总说，你开开心心就行，不要交坏朋友，不要惹祸，其他的什么事都不用我操心。他们对我好像一点要求都没有，和对哥哥完全不一样。小时候看他们对哥哥很严厉，读大学必须是名牌大学，毕业后还出国读了研究生，我当时不懂，觉得哥哥好可怜，现在回想起来，发现我才是最可怜的，我爸我妈根本不想让我有出息，就想让我安安生生地吃好喝好享受人生。"马克乐乐呵呵的外表下有一颗敏感细腻的心。

"你想过那样的日子吗？一辈子锦衣玉食，一辈子一事无成？"我顺势把话说得更明白了一些。

"不想，真的不想！"马克眼睛都瞪大了，随即又眼神黯淡地说，"可我从小没吃过苦，我不知道自己能干什么？我真怕我这辈子就这么吃吃喝喝混日子啥也干不成了。"

"我们先从小事做起，比如，减肥。"我再一次把话题拉回来。

马克的眼神亮了，"老师，您能帮我吗？我自己可能不行，我没有毅力，我怕坚持不下来。"他终于露出了特别渴望改变的焦急神情。

< 3 >

我建议马克把外出就餐改为一周最多一次，平时尽量就在学校吃食堂，周末回家后也要多吃蔬菜少吃肉食。我还建议他办一张学校的游泳卡，他的体重会让跑步这类运动伤到膝关节，不妨先从游泳开始。

说实话，这样一个富二代，仅仅因为求爱遇挫而想减肥，他能坚持多久，能吃多大的苦，我无法预料。物质生活的极大富足有时候可以让人毫无压力也毫无动力。

一周之后，马克给我来电话，说坚持一周了，作用不大。我问他："你用多久长这么胖？一周能有多大作用？如果不能坚持三个月，别说你想为自己负责。"

一个月过去了，他约见我，看起来很沮丧，说他看不到希望，也坚持不下去了。他告诉我，他回家想少吃一些，他妈就大呼小叫，总怕他饿坏身体，他就只好按原来的样子吃，就这样，在学校清淡五天，回家两天加倍补回来。

我也挺沮丧，后悔不该让这样一个除了吃好喝好没有任何人生追求的富二代加入计划，但又不好过分显露出失望，只好岔开话题：

　　"快放暑假了，你有什么安排吗？"

　　"没啥特殊的计划，陪我妈去迪拜玩几天，然后和几个同学约着打打游戏，或者再去一次欧洲。"他的暑假的确和普通孩子不同。

　　"其他同学有什么不一样的计划吗？除了旅游、打游戏什么的。"我还抱着一线希望。

　　"有啊，有几个同学要去云南支教，他们去年就去过，我看过他们拍的照片，风景不错，小孩长得挺可爱的。就是看起来特穷，条件挺艰苦。"马克的回答让我看到了机会。

　　我非常认真地说："马克，你的人生本来有那么多种可能，你却让任何一种可能都实现不了。我挺为你感到可惜，可惜你把只有一次的人生机会给糟蹋了。人生最大的财富并不一定是拥有什么，而是尽可能多地去经历、体验，你看起来很富有，实际上却很贫穷，因为你的人生经历太贫乏，体验也少得可怜。"

　　我知道我的话很刺人，马克听了脸色不好看。我必须刺痛他，不然就没机会了。

　　"你过完暑假开学后就大四了，再过一年就毕业了，那时候，你就再也不能装小孩子了。如果你不想这辈子就这样一直被你父母当宝宝养着，做一个除了吃喝玩乐什么都不会的'妈宝'，你就必须抓住机会改变自己。否则，你将来遇到的都是看上你家财富而不是你本人的女孩子，你永远不会有机会和你真正喜欢的姑娘在一起。说实话，连你的朋友和你在一起也可能是因为你花钱大方，而不是因为你自己有什么吸引人的地方。你真的不清楚这点吗？"我想把他从优越感的错觉中唤醒。

马克的眼睛里有愤怒，也有慌张，甚至有了泪水，半天说不出话来。我们俩都沉默了，许久，他才开了口："老师，我不怪你，其实，你说的我都知道，可我过了20多年这样的生活，我改变不了，也许这也是一种命运？"

"如果还有机会，你愿不愿意试一试？"我还不想放弃。

看他认真地点头，我就建议他和同学一起去云南支教，和大家一起吃住，不要带太多的钱，同学吃什么就吃什么，同学在哪里住就住在哪里，不要有任何特殊待遇，看看离开父母，离开钱的力量，他还能做些什么。

也许我的话触动了他，他说会认真想一想，告别时，一脸凝重。这是好事，快大学毕业了还少年不识愁滋味，也属于心理发育迟缓。

< 4 >

半个月后，马克再和我联系时，他已经坐上了去云南的火车。我很欣慰，哪怕作为减肥案例失败了，他能去云南支教，看看贫困山区里的生活，对他未来的人生也有益处。

暑假快结束时，马克回到北京，我和他再次见面。

黑了，瘦了，精神了。眼里闪着从未有的光，笑起来牙很白。

"老师，我特别想见您！如果不是您那次批评我，我绝对不会下决心去云南。"一落座，马克就滔滔不绝。

他告诉我，他父母刚开始强烈反对，不让他去，说太危险，而他知道这次不坚持，就永远没有机会为自己的人生拿主意了，所以，他的态度异常坚决，并且让哥哥一起说服父母。哥哥特别支持他，告诉父母必须让弟弟长大，并说自己当年一个人在国外，虽然不缺钱，但也遇到很多挑战，总不能让弟弟一辈子躲在安乐窝里，父母无奈只好同意。

去云南后，看到山区孩子的日子，他简直不相信自己的眼睛，从小在北京长大，又是那样的家庭环境，他根本不知道什么是贫穷。但是，山区的老师和孩子看起来那么善良、知足，对他们这些大城市来的小老师特别关心，让他很受震动。他说，从来不失眠的他晚上常常睡不着，为自己以前的生活感到羞愧。同学和他开玩笑："马克少爷，回去发个朋友圈是不是比去迪拜还牛啊？"他一点都不生气，因为，他知道自己从来没有如此真实地生活过。

"你的确瘦多了，看起来好精神。"我必须夸夸他。

"瘦了20多斤呢！每天吃不上啥油水，但一点也不觉得苦。老乡们把舍不得吃的鸡蛋给我们吃,我第一次觉得鸡蛋怎么那么好吃！还有煮玉米,也特别香。有一次我们到县城办事,吃了一次小饭馆,就是很平常的米线,我吃第一口时眼泪差点流下来,比在北京吃的任何大餐都美味啊！"马克的感慨好多好多。

这个暑假的经历给马克带来的冲击特别大,为他打开了一扇展示真实世界的窗户,或者说,打开了通往真实世界的一扇门。马克的努力和付出也赢得了同学们的尊敬,在回京的火车上,那位一直在调侃他的同学说:"以为你坚持不下来呢！没想到还真和我们坚持到最后。你别说,挺让我刮目相看！"

马克又开始游泳了,又约了几个同学每周一起打羽毛球。他告诉我,以前觉得学校食堂的饭好像不放油,味道也特别寡淡,从云南回来后,他甚至觉得油放太多了！以前只有吃肉才觉得香,现在什么蔬菜都觉得好吃,毕竟,在云南山区的一个多月,让他把饮食观念都改变了。

回家后,他妈妈还是劝他多吃肉,马克就一脸正色问他妈:"您想让我得高血压还是糖尿病？"一句话把他妈问住了,只好让厨师给他多做蔬菜,少做肉。

后来的几次见面,马克特别健谈,他很兴奋自己的改变,说:"老师,您不知道我有多开心！原来我觉得只要我是我爸我妈的儿子,他们就会为我负责,我就啥也不会缺,将来我爸妈老了,还有我哥会管我,但是,现在我觉得,我不能因为有这样的家庭就不做自己,我要为自己负责。"

马克不再像前几次见面，总想和我谈减肥，他从云南回来后和我聊的都是他在学校参加各种活动的情况，可我分明看见他一次比一次瘦，一次比一次精神。问他具体细节，他轻描淡写地说："没啥特殊的，就是按您说的那几条每天坚持啊！管住嘴、迈开腿，少吃多运动，多吃蔬菜，少吃油腻，坚持游泳和打羽毛球。关键是我对吃吃喝喝兴趣不大了，最近我们社团要搞一个论坛活动，我负责外联，每天事情特别多，哪有时间聚会、K歌？晚上也没时间和他们一起去撸串吃宵夜。最近几个周末我在学校有活动，连家都没回。"看起来他从未如此忙碌过，也从未如此充实过。

实际上，马克用将近一年的时间减掉了35斤，我看见的他不仅是瘦多了，而且举手投足可以说和之前的他判若两人——坚定、成熟，没有了以前那种天真的散漫和无所事事的悠闲，心里有了目标，让他焕发出一种朝气和魅力。

（按照惯例，"成长故事"中的主人公都经过"化装"处理，请读者理解。）

后记

< 1 >

开始动笔回忆我的减肥经历时，其实心里并不知道，是否有人愿意了解我的这段非常私人的减肥旅程。动笔的起因有两个：一个是今年就要跨入 50 岁的门槛，想做一件特殊的事情纪念一下；第二个是，某天看电视节目采访胖胖的马东老师，谈到减肥话题，马东老师说，你们谁见过真正减肥成功的人？不都是瘦两天就又胖回去了嘛！一同看电视的老公开玩笑地大声说："我就见过！"说完我俩哈哈大笑。那个时刻，我才意识到，也许，我这么多年不知不觉做成了一件少有人能做到的事。

几天后，我和老公说，我要把我减肥的经历写成一本书。

就这样，我从 2017 年 3 月开始动笔，回忆自己减肥的心路历程。

本以为是一次轻松的过程，不就是分享怎么吃更健康，怎么运动更燃脂吗？没想到，当我真正开始回忆时，我发现，在我亲身经历的减肥过程中，心理治疗这个阶段怎么都绕不过去。我必须承认，对我来说，在没有解决心理创伤前，饮食和运动习惯都很难改变。

我犹豫了，如果谈这一段，就会涉及一些隐私，也涉及家人。

我把自己的顾虑和老公说了，老公鼓励我，先别考虑那么多，怎么想就怎么写，写出来再说，如果觉得不适合出版，就当给自己留个纪念。

于是，我就开始了自说自话的写作，我选择完全打开自己，不遮掩不伪饰，痛痛快快地袒露心声，把面前的电脑当作可靠的树洞，尽情地畅快地诉说着。

写作过程中，一些旧时经历唤起了我的情感波动，一些章节让我痛苦尴尬难受，本来，一天五六千字的写作速度对于我这种多年前靠写字为生的人来说并不算挑战，但打开伤口是我不愿面对的，毕竟，我不是在私密环境中向心理医生讲述人生经历，而是有可能面向公众。

写作的那段时间，我每晚9点停笔后都要去游泳，一方面是为了巩固减肥成果，更好地塑造体形，另一方面也是为了舒缓写作的疲劳和心绪被扰动后的不安和紧张。每晚在水下畅游一千米，在凉凉的水池里无处躲藏地面对内心，我问自己："你对自己的经历是羞愧还是自豪？你希望经历过的痛苦对别人有帮助吗？你表达的都是真实的情感吗？你害怕这段经历公开后被亲人误解吗？你担心周围朋友因为你公开自己的一些隐私，对你有非议吗？"

这些问题伴着我在水里起起伏伏，我不敢说我立即就勇敢地给出了答案，只能说，随着我一米一米地划水，我感到自己不再胆怯，不再回避难题。我一边游，一边在心里给自己鼓气，先写出来，先写出来，把憋在心里这么多年的话都写出来，不为别的，就为自己这十年多的努力和成长，也要先写出来，痛痛快快地写出来。

白天的伏案写作和晚上的水下畅游，让我在写作时的奋笔疾书和游泳时的冷静思索之间来回切换，慢慢地，我对两种状态都非常享受，既享受写作时直抒胸臆的畅快，也享受在水下孤独地自问自答时的幽静，我觉得自己越来越有力量，写得更流畅，游得更轻松，对那些曾让我畏惧的问题也渐渐有了明晰的答案。

谁说回溯痛苦尴尬的过去就不会带来成长？谁说选择公开一些隐私就不会带来更好的治疗？我对写这本书的目的渐渐地有了新的企图。

< 2 >

我不只是要和有减肥需求的人分享经验，也想和陷在痛苦回忆中的人分享如何被治疗。这不仅仅是一本减肥指导手册，更是一本借着减肥谈心灵成长的自白书。我愿意成为一个公开的"大病例"，把我在伤痛被治疗后减肥得以成功的经历分享给大家，让更多被肥胖困扰，仍然陷在旧日伤痛中不能自拔的人，看见一线生机。

带着这个企图，我的着重点就不只是减肥的方法和技巧，还有如何被心理问题折磨、如何寻找突破口、如何开始艰难的治疗，都会被忠实记录，并毫无保留地呈现给大家。

虽然我的身份之一是心理咨询师，但我在这里更想和大家成为同病相怜的病友。肥胖就像困住我们的一个沉重躯壳，我们一直以为打破这个躯壳就能释放受伤的内心，历经失败才发现，只有受伤的心被治愈后，肥胖的躯壳才会自行脱落。

我对那些和我一样经历过伤痛的人心有戚戚，那些躲在厚厚躯壳里的恐惧、无奈、自怜，我都体验过，如今，我走出来了，也希望我的经历能帮助更多的人走出来。

心理减肥法在小范围内的试验成功也让我想公开这些经验，使更多的人受益。进入本书"成长故事"的主人公，有的是我的朋友，有的是朋友的朋友，还有志愿者，基于信任，他们和我分享了他们所经历的伤痛事件，我用自己亲身实践的方法指导他们，通过减肥来寻找治疗和成长的突破口，效果让人振奋。

我不敢说每一个胖子的身躯里都藏着一个委屈的灵魂，但我想说，饮食问题、运动习惯一定和心理健康程度有关。不去观照内心，只想改变生活习惯、身体习惯，可能对大多数想减肥的胖人都收效甚微。

我的经历如此，我指导的几个案例如此，我想，一定还有人和我们处于相同的处境，那么，这套心理减肥法一定会帮到他们。

想到这点，我对于打开伤痛、袒露隐私的畏惧变得越来越小。如果，十几年前身陷肥胖和焦虑困境的我，能得到一次和我有相同经历的专业人士的坦诚分享和指导，我一定会少走很多弯路，并且更有勇气改变自己。今天，有幸成为这样一个突破困境的人，我有什么理由对自己的经历藏藏掖掖，不向大家敞开心扉呢？

重新回顾这段旅程，我带着感情，也带着理性，不仅又一次感受伤痛，也又一次体会被治疗的喜悦，同时，借着这样的回顾，我有了很多思考，无论是对于原生家庭的母女关系还是婚姻里的夫妻关系，以及父母和孩子之间的亲子关系，思索之后让我更冷静也更自省。

而且，写作的过程对我是又一次康复和治疗。写作中流过很多次泪，无论是回忆自己被伤害的场景，还是回忆自己对孩子的伤害，痛彻心扉的哭泣反而让我内心舒坦，眼泪之后有饶恕，眼泪之后有释放，被泪水冲刷过的心房，有一种雨后天晴的宁静和安详。

这本书的第一位读者是《女友》杂志原副总编易虹女士，我上大学第一天就结识的好朋友、好闺蜜，30多年的友情让我对她毫不设防，她的肯定对我是极大的鼓励，当然，也幸亏她的引荐，此书才得以出版。

如果说对这本书有什么期待，我想说，我不仅期待想减肥的朋友能瘦下来，也更期待大家借着减肥让内心变得更强大，每个人都能活成你想成为的样子——苗条的，喜悦的，健康的，自信的；既能享受美食，也会管理身材；不为难自己，也不被别人为难；灵魂强大，身体轻盈；早晨被梦想叫醒，夜晚带着期待入眠。

我相信，上帝创造的每一个人，都值得过这样的生活，都值得拥有这样的生命。

图书在版编目（CIP）数据

我减掉了五十斤！：心理咨询师亲身实践的心理减肥法 / 徐徐著. -- 桂林 ：漓江出版社，2017.8（2024.10重印）

ISBN 978-7-5407-8208-5

Ⅰ．①我… Ⅱ．①徐… Ⅲ．①减肥—心理保健 Ⅳ．①R161

中国版本图书馆CIP数据核字(2017)第186237号

我减掉了五十斤！——心理咨询师亲身实践的心理减肥法
Wo Jiandiao le Wushi Jin！——Xinli Zixunshi Qinshen Shijian de Xinli Jianfei Fa

作　　者　徐　徐

出 版 人　刘迪才
策划编辑　符红霞
特约策划　易虹工作室
责任编辑　符红霞　赵卫平
装帧设计　柒拾叁号
责任校对　王成成
责任监印　黄菲菲

出版发行　漓江出版社有限公司
社　　址　广西桂林市南环路22号
邮　　编　541002
发行电话　010-65699511　0773-2583322
传　　真　010-85891290　0773-2582200
邮购热线　0773-2582200
电子信箱　ljcbs@163.com
网　　址　www.lijiangbooks.com
微信公众号　lijiangpress

印　　制　香河县闻泰印刷包装有限公司
开　　本　710 mm×1000 mm　1/16
印　　张　17.5
字　　数　122千字
版　　次　2017年8月第1版
印　　次　2024年10月第8次印刷
书　　号　ISBN 978-7-5407-8208-5
定　　价　48.00元

女 性 生 活 时 尚 阅 读 品 牌

宁静　丰富　独立　光彩照人　慢养育

阅美
文化

悦 读 阅 美 生 活 更 美